纯中医病房

诊治实录

主　编　张英栋

副主编　孙羽中　王　慧　张馨予

人民卫生出版社

·北　京·

图书在版编目（CIP）数据

纯中医病房诊治实录 / 张英栋主编 . -- 北京 : 人民卫生出版社, 2025. 9

ISBN 978-7-117-35874-3

Ⅰ. ①纯… Ⅱ. ①张… Ⅲ. ①中医诊断学②中医治疗学 Ⅳ. ①R24

中国国家版本馆CIP数据核字(2024)第025677号

人卫智网	www.ipmph.com	医学教育、学术、考试、健康，购书智慧智能综合服务平台
人卫官网	www.pmph.com	人卫官方资讯发布平台

纯中医病房诊治实录
Chunzhongyi Bingfang Zhenzhi Shilu

主　　编：张英栋
出版发行：人民卫生出版社（中继线 010-59780011）
地　　址：北京市朝阳区潘家园南里 19 号
邮　　编：100021
E - mail：pmph @ pmph.com
购书热线：010-59787592　010-59787584　010-65264830
印　　刷：北京瑞禾彩色印刷有限公司
经　　销：新华书店
开　　本：889 × 1194　1/32　印张：5
字　　数：116 千字
版　　次：2025 年 9 月第 1 版
印　　次：2025 年 11 月第 1 次印刷
标准书号：ISBN 978-7-117-35874-3
定　　价：42.00 元
打击盗版举报电话：010-59787491　E-mail：WQ @ pmph.com
质量问题联系电话：010-59787234　E-mail：zhiliang @ pmph.com
数字融合服务电话：4001118166　E-mail：zengzhi @ pmph.com

刘星序

近日英栋携书稿索序，看到英栋不断努力，不仅创立纯中医病房，在中医工作上颇多用心，而且勤于著述，乐于把自己对中医的感悟分享给同道。作为他的学长和老师，我很高兴，乐为之序。

在历史的长河中，中医治病救人，起转沉疴，创造了无数奇迹。时至今日，广大中医药工作者不断探索创新，书写了中医新的奇迹。英栋师古不泥古，不求新而自新，他的广汗法纯中医病房，“用附子类方，8 小时解决卵巢癌术后 15 天高热”，“用纯中医治疗高热儿童，23 小时安全出院”，“患者体重 4 天下降 6.5kg，血压由 173/110mmHg 降为正常，45 天后体重下降 18.5kg”……这些都让我们依稀看到中医奇迹的前奏。

纯中医病房，关键是疗效。什么叫疗效？用广汗法的语言来表述叫“立足长效求速效”。最要不得的疗效是什么？是误治、错治得效。金元四大家之一的李东垣在《脾胃论》中说：“不可以得效之故而久用之。”提示我们很多时候“得效”是靠不住的。还是拿发热来举例，对于发热我们希望的“得效”是什么呢？是借着发热身体变动的机会让身体变好呢？还是只是不择手段地退热呢？这是需要深思的问题。

科学精神就是整理事实、探索规律和得出结论、给出方案、重视反馈的良性循环、螺旋式上升的理性认知并且不断解决问题的求是态度。在求是的过程中，规律远比事实要有价值得多，“确定是什么”是求实，“探索为什么”是求是，实事求是远比眼见为实更为理性。能在规律与疗效之间理性思考，付诸实践，说明在纯中医病房的工作中，英栋和他的团队是用心的。

这本书里还多次提到“纯中医病房”的模式问题。依我看，纯中医病房兼具集体合作优势、中医思维优势、现代医院管理优势，是广大中医临床值得借鉴的一种发展模式。

无论是英栋，还是他创立的广汗法，以及他们正在完善的纯中医病房模式，都在为当代中医做着一种尝试、一种传承、一种创新，喜见中医又新芽，期待他们可以开花结果！

山西中医药大学校长

2019 年 7 月 19 日

前言

走过 2018

（庆祝广汗法创立 14 年、广汗法纯中医病房 3 周岁庆典上的讲话稿）

欢迎这么多医学家、同道、同仁、同学、志愿者来到庆典现场。

14 年，3 周岁，看到这些数字，我一直在想，是什么让广汗法走了这么久，走到了现在。沉思良久，我想到了 5 个关键词。

第一个关键词就是“不服”。大家别误会，不是不服中医同道，更不是不服西医同行。对于中医同道，广汗法一向是见贤思齐，而对于西医同行，更多是感激，是西医同行的保驾护航，让纯中医病房走得更稳健、走得更专注。我讲的不服，是对于社会上对中医的种种成了气候的误解，比如“中医根治牛皮癣只有骗子才会说！”比如“中医还能治支原体肺炎这样的急症？”比如“中医还能治了 2 型糖尿病，我连试都没兴趣”……因为不服，所以就想用事实来为中医正名。但是，从不擅长到擅长，一定要有个过程，开始一定是尝试。尝试的前提是什么呢？这就涉及第二个关键词。

第二个关键词是“谨慎”，或者说“安全”。每次纯中医病房查房，大夫们都要汇报 9 项内容。大家知道第一项是什么吗？第一项汇报的就是风险。人命至重，有贵千金，来不得半点马虎。疾病有风险，治疗有风险，药物有风险，加量有风险……我们不可能规避所有的风险，但是一定要有把风险降到最低的意识和决心。我们纯中医病房的诊治原则就是“多监测、少干预”。提到监测，就有人问了，监测不就是西医吗？

不对！监测更多是理化（物理和化学）监测，而理化的东西是不分中西的，中医可以用，西医也可以用。中医本来是开放的，为何要作茧自缚，将时代前沿的发展成果拒于门外呢？真正的中医是不会拒绝理化监测带来的安全保障的，一如我们当代中医人不会拒绝网络、手机、高铁这些时代赋予我们工具和技术的便利一样。针对理化监测，纯中医病房的原则是“不拒绝，不盲从”，该查一定要查，该会诊一定要会诊，但是查完、会诊完，最后要做治疗决策的时候，一定不能盲从，这个时候我们绝对不会去治化验指标，而是要治人。我们经常在讲，“中医治人，人治病”，“忘了病，才能治好病”。

用监测来让安全量化，同时也让疗效量化。比如红皮病性银屑病，不监测几乎不敢治。2018 年最成功的案例之一是浙江的一个 10 岁男孩，6 年病史，4 岁就开始全国各地治疗，来我们这儿之前，刚在上海的一家三甲医院治疗一年多，治疗时勉强可以，一停药就重得一塌糊涂、体无完肤，来到我们这里，4 个月期间住院 2 次，不仅停用所有西药和中药，皮损完全消失，更重要的是多年不曾增长的身高很快升高 15cm，同时由于不恰当治疗造成的肥胖迅速改观，体重减轻 7kg。

接下来讲 2018 年影响最大的案例，是天津一个专程赶来太原治疗的 10 岁女孩，支原体感染、右下肺炎，治疗 88 小时出院。当时，电视台、广播电台、报纸都对此事作了报道，都是因为社会上“慢郎中”治不了急症的坏印象，才让媒体有报道的兴趣。而在 2019 年 1 月 17 日，我们纯中医病房又收治了一位来自陕西的患右下肺炎的 4 岁男孩，体温高达 39.8℃，经过 32 小时的纯中医治疗，体温降至 36℃，停药出院，随访安全，诸症无。

对于肺炎与高热的患者，广汗法纯中医病房之前并不是特别擅长，但是我们接收了，并且治好了，不仅肺炎和发热治好了，更让身体在这个过程中整体变好。至今为止，所有银屑病患者发热经我们治好后，同时身体和皮损都有极大改善。并不擅长的病种，但是我们终于攻克了，靠的是什么呢？靠第三个关键词。

第三个关键词是："坚持"。在治疗患支原体肺炎的天津小女孩的时候，医护人员周六日全部不休息，全程守护。当时说得最多的话是，我们不一定能治好这个并不特别擅长的病种，但是我们一定会"坚持到最后一刻"。这里要插一句——纯中医病房模式的一点经验——在开展新工作的时候一定要联合西医，是西医同行给我们的纯中医治疗提供了可靠的保障、安全的底线。（有些中医大夫，他在实际行动中似乎没有与西医同行联合的举动，实际上是他自己把西医方面该做的、该懂的都自己兼了。不过"术业有专攻"，联合有事业心、尊重职业的西医同行是更可借鉴的模式。）目前，广汗法纯中医病房可以收治儿童疾病、代谢综合征（如没有并发症的 2 型糖尿病、肥胖、高血压等）、妇科疾病……在临床诊疗上，把每一个不擅长的病种变为擅长的病种，最需要的就是坚持。不坚持到最后一刻，你怎么知道我们一定不行呢？当然，除了坚持之外，还有我们对自己理念与方向正确的自信，和对经典中医强大临床潜力的期待。我们经常说一句话："不是中医学不行，而是中医人还不够行。"这就是我们前进的动力。坚持的同时，我们在做什么？单有勇气是不能成事的，坚持的同时，需要第四个关键词。

第四个关键词是"学习"。首先，我们的纯中医病房团队对自身的定位是"学习型团队"。学习是烙在团队灵魂深处的印记。不仅要有学习的形式，更要有"学到知羞、学到知难"的理性。对于学习，浅尝辄止者最容易知足，但学习上最可贵的是有"知不足"的自觉，这样才有可能真正进步。学海无涯，学无止境，如何让学习更有品质，我们对团队学习提出了三个要求：一是广。广汗法的“广”，含义有内涵广、适应证广、手段广、眼界广、思路广、胸怀广，其中很多点可以移植到学习上。二是汗。汗不仅是治疗的切入点，也是学习的切入点，围绕一点深入学习，效率更高。三是法。什么是法？对于治疗，简言之，“立足长效求速效”就是法；对于学习，咬定经典就是法。根深才能叶茂，经典是根，没有咬定经典不放松的坚持，就不可能根深，不可能“求于本”。治疗上用广汗法，学习中也一样强调“广”“汗”“法”。临床中的广汗法，是以正常出汗的视角切入，研究健康规律，帮助患者达到和保持健康的治疗和管理体系。广汗内涵十法，第一法就是健康法。健康是本，何其重要！临床上的健康为本，与学习中的经典为本，有同样的“求于本”的价值。谈到广汗法，2013年的时候我们给出了一个规范的名称——“正汗指征诊疗体系”；2018年我们又有新进展——“科技中医广汗法”。2018年的名称里面，关键是什么？是科技。

第五个关键词就是“科技”。测汗机器人、微汗机器人，广汗法人工智能工作站，远程管理汗出健康的“控汗警察”（可穿戴设备），“时光煮酒”（精确的动态恒温酒衣），“真气从之”治疗（带刻度的心的“镜子”），“阳气内蒸”监测（体表能量分布图），汗出指数，温热指数，体重指数……这些拗口的文字，有几个念起来不拗口呢？不拗口的越多，越说明您在紧跟中医广汗法“科技”的步伐。

“不服”“谨慎”“坚持”“学习”“科技”这10个字，带领广汗法走过充实的2018年，也将带领广汗法走进更加充实的2019年。谢谢大家！

张英栋

2019年1月21日

目 录

第一章 规律，循万物之自然

15年前，有人称央木（编者注：张英栋笔名）为“哲医”。

广汗法一直重视“道”对临证的指导。

“渐于医律细”，越来越重视“术”与“器”。

“道”让每种治疗与人体规律发生联系。

道，给予广汗法望远的高度、钻研的深度、思维的宽度与前进的速度。

第一节 医道——辅万物之自然而不妄为

自然，就是自己这样，不经人力干预而自由发展，按照自己本来的样子自然而然。

法自然，其中“自然”并非“自然界”的意思。

“法自然”见于《道德经》第二十五章：“人法地，地法天，天法道，道法自然。”

那么，“人法地，地法天，天法道，道法自然”这句话，可否句读为“人，法地地，法天天，法道道，法自然”？其中的“法地地，法天天，法道道”，第一个“地、天、道”是名词，第二个“地、天、道”是动词，意为按照本然的规律“做地”“做天”“做道”。进一步解读，人应该效法天地万物之“自然”——人效法地，效法地按照地本来的规律势坤；人效法天，效法天按照天本来的规律行健；人效法道，效法道按照道本来的样子不妄为；总之，就是效法其按照本来的规律“自然而然”。这样的解法应该比“人要效法地，地要效法天，天要效法道”的递进解法更接近本意。“天行健，君子以……”“地势坤，君子以……”人是直接效法天地万物的，如果按照通行解法，人只能法地，没有资格直接“法天”，如何能说得通呢？

《道德经》第二十五章讲了“人……法自然”。

《道德经》第六十四章所载“以辅万物之自然而不敢为”讲了“人……辅自然”。

《道德经》第六十四章最后几句话（民之从事，常于几成而败之。慎终如始，则无败事。是以圣人欲不欲，不贵难得之货；学不学，复众人之所过。以辅万物之自然而不敢为）可以这样理解：人们在做事时，总是在成功的时候失败。因此若能自始至终谨慎小心，则不会有失败的事情。所以，圣人以没有欲望作为自己的欲望，不看重难得的财物；以“不教”的方式来教，（通过）恢复、弥补众人的过错（来让人们知道如何正确行事）；辅助万物按其本然的方式发展，而不敢强为。

“辅助万物按其本然的方式发展”，“自然”即“按其本然的方式发展”之意。

“不敢为”不是不敢有所作为，而是不敢妄为、不乱为。

作为医，应该“法自然”，“辅自然”，“辅助人体按其本然的方式发展”，“辅人体之自然而不妄为”。

疾病和症状是人体出现问题以后的“自然而然”，所以鉴别是否懂“法自然”“辅自然”之医学和医生的要点就是“是否尊重疾病和症状”。

附：

医道当顺应人体自愈趋势

（张英栋于2015年10月28日发表于《中国中医药报》）

《老子》第25章提出“道法自然”。

自然是自然界吗？《自然和自然界》指出：把自然等同于自然界，是现代人的现代意识（作者曹孟勤，刊登于《自然辩证法研究》杂志）。亚里士多德认为，自然是指事物自身固有的、是其所是的根据和自身活动的内部根源，或者说指事物自身所具有的本性。

自然不等同于自然界。陕西中医药大学教授邢玉瑞认为："道法自然"中"自然"是指自己如此、自然而然。《老子》第 64 章认为"以辅万物之自然而不敢为"，即指遵从事物发展的自身趋势（以上根据《黄帝内经释难》352 页整理）。"不敢为"指不过多人为干预，人要做的是"辅万物之自然"，而不是扰乱和阻断"自然"的进程。

"万物之自然"当然包括人的"自然"。那么得病后，人的"自然"是什么样的呢？笔者认为，是在内外环境的作用下失去健康后，自我恢复的过程，简称自愈。

医生要做的是治病，或者说是减轻症状吗？其实，真正的医生不应该是这样的，真正的医生是帮助人体恢复和保持健康的，而不只是以减轻或者说掩盖症状为目标。

真正的医生应该做的工作：

一是见病知源，客观地认识疾病和症状的来龙去脉和积极意义，从中发现其自愈的趋势。

二是临症察机，确定所处的时间点上是应该"急则治其标"，还是应该"缓则治其本"。

三是应该在人体自愈表达过度的时候给予适时的抑制，还是应该鼓励、珍惜、感激、创造更有效的人体自愈反应。

以高血压为例，见到一个高血压患者，我们是应该千方百计地降血压，还是可以想到血压高有其对于人体积极的一面呢？能否识别症状和疾病自愈的一面，应该是一个医生能否做到"以人为本"的试金石。

高血压，说白了只是一种症状，一种人体失去健康后的外在表现。其内在的机制是什么？是顽痰死结，是阴邪弥漫，还是脾胃的调节功能低下，还是真正的火热亢盛，这是“知其然不知其所以然”者不容易想到的。

如果血压升高是因为体内不通，人体自发启动升压机制来疏通导致的，是不能随意压制的。这个时候，医“道法自愈”——帮助人体疏通郁滞才是“治本”之道。

如果只是一根筋地降压，会导致越降血压则血压越升高的医疗和人体“自然”相抗衡的局面。在生命安全可以保障的前提下，短暂地升压、帮助人体疏通郁结，则会达到不降压而血压自降的效果。

因此，顺应人体之自愈趋势，效法人体之自愈本能，方称得上医道。医非小道，可不慎哉！

第二节　尊重疾病与症状——有问题时人体的自然而然

以下是2015年发表于中医书友会的文章《张英栋谈“小病治大病”》。本次节选时有修改，文中“小病”即症状。

医生要做的是，认识症状对医学的引领作用，顺着身体自发寻找的、最佳的祛邪道路去治疗，去疏导，而不是去压制、堵路。小病，到底是大病冰山的一角，还是解决宿疾的枢机？其实很多症状都是身体自发寻找的祛邪之路。

发热、瘙痒、出血……这些都是大家认为的“病”，如果这些“病”不会对生命产生急性风险，我们把它叫作“小病”。如果这些“小病”可以治疗一些身体素有的顽固、难治性疾病的话，作为医生和患者，我们是应该欢迎，还是拒绝呢？是应该耐心观察，还是急于压制呢？

银屑病，特别是阴证银屑病，是公认的难治性、顽固性疾病；笔者通过对一些“小病”的重新认识，在治疗银屑病方面，获得了既快又好的效果。比如发热，现在很多医生和患者的目标是快速退热，忽视发热对人体长远的益处，而笔者一直在努力让大家正视发热、珍惜发热、感激发热、享受发热、创造发热。下面笔者以银屑病为例，展示对“小病治大病”的系统思考。

一、55年顽固病半年治愈因“小病”

赵某，男，70岁。银屑病病史55年，全身大片弥漫红斑，几经治疗，反复发作，越治越重。2013年6月20日经人介绍来诊，开始中医“广汗法”系统治疗，治以旺盛气血、疏散郁结、给邪出路。至2013年7月25日开始发热（38℃），持续1个月左右，之后治疗进入坦途。是持续的发热和发热后身体的大范围瘙痒这两种“小病”帮了大忙，到2013年12月，皮损几乎全部退去。精神、出汗、皮损三方面（笔者判断银屑病疗效的三阶梯）都取得了很好的效果。2015年随访效佳。

2013年12月24日患者笔述了发热的过程：

我从1958年至2013年这50余年中，每次医疗总要留几点，医生称这就算看好了。到第2年、第3年又严重了，这样反复发作了55年。2013年6月20日，我慕张英栋大夫之名而来，决定吃中药治疗。不忌发物，开始吃鱼、虾、韭菜、羊肉，忌食生冷，适量饮酒，适度晒太阳，多穿衣，饮热酒。大约1个月，开始发热，体温在37.5～38.5℃之间徘徊，这样的低热持续整整20天。胸前、背后、腹部、臀部、腰部、四肢内侧和外侧、手臂、足背，甚至耳内、指甲上都出现新疹，医生说这是冰由厚变薄、由聚变散的好现象，是人体反应能力变好的表现。果然后来银屑就慢慢少了，变成了锯木般的屑。渐渐的，热退了，疼痛也就相应减少了。过了 5 个月之后，皮肤基本恢复正常，精神状态也很好。

二、享受“小病”让顽疾迅速变轻

张某，女，7 岁，北京人。银屑病病史 1 年，平素很少发热（注：适当发热是中；很少发热和特别容易发热都是偏，都是身体不好的一种体现），疾病发展缓慢，皮损斑块厚而不太红，这是发病慢、色泽暗、局限斑块型的阴证银屑病，“阳证易治阴证难”，属于难治性银屑病。2014 年 7 月 17 日初诊，治以四神煎、小青龙汤、四甲散等方加减。2014 年 9 月 15 日，开始发热，2 天 1 晚，之后出汗明显变匀，皮损迅速变薄。叹服于发热的作用的同时，是对人体自愈能力的尊重。

以下是患儿家属发表在“好大夫在线”网的经验之谈：

我家孩子今年 7 岁，女孩，开始发病是 2013 年 9 月，开学之后发热感冒了，治疗后不久额头出现 3 个扁平的疙瘩，开始没在意，后来身上也有了，才去医院看了，当时就说是牛皮癣，于是我紧张害怕，开始胡乱给孩子用药，越来越严重……在张大夫这看病已经 2 个月了，从开始的乱治到找到张医生，我们经历了将近 1 年，孩子没少受罪，我也是以泪洗面，但是到太原之后治疗了 1 个月就开始好转。因为我们孩子病情比较严重，全身都有，到 1 个半月的时候开始发热了，什么药都没用，就是多喝水，扛过去之后，发现身上皮损突然间就很薄很薄的了，我们惊喜万分，这都要归功于张大夫，是他帮助我们、指导我们和病魔抗争。接下来，我们还会继续努力、好好坚持锻炼，我相信健康会很快找上门来的！

2015 年随访效佳。

三、瘙痒"小病"扫去顽固皮损

田某，女，32 岁。皮损病史 10 多年，刚开始找了几个老教授，用的是清热凉血法，治疗后对皮损有效，但是自觉身体不断变坏，经常疲劳，很容易感冒，但是不发热。最明显的反应是胃难受，身上冷。后来患者慢慢感觉不对，换了医生，改用温热法，吃了 2 年中药，身体整体在变好，但是皮损变化很小，大块的皮损都死死地趴在皮肤上不见动静。后来用广汗法的方法来调整，以"正常出汗"为目标，针对她的情况，提出个体化方案，用了温热的方，如真武汤、桂枝茯苓丸、吴茱萸汤等，且一些温通的药物用到较大的量，如吴茱萸用到 70g 以上，桂枝用到 90g 以上（有同道问：病人能承受吗？中医讲"有病则病当之"，身体受药邪之偏已久，不用大量，难以纠偏，张锡纯讲过"药以胜病为能"）。整体和出汗都在变好，但是皮损变化不大。舌质胖大而暗，在不断变红、变小，但是变化太慢。身体在蓄积着能量，等待量变到质变的那个转折点。2013 年的冬天，平素几乎不痒的患者出现剧痒 1 个月左右，痒到影响睡眠，据患者说，像猴子吃蒜，手一刻不能停，这个过程中，患者整体状态很好，舌质变得红润、齿痕明显减轻。痒结束后，患者身上大块皮损消退 2/3 以上。后来患者经常说的一句话是"我什么时候能再痒一段呢？"痒的时候很难受，但是痒之后整体和皮损两方面的效果太明显了，因此，她期待着"痒并快乐着"的过程能早日再来，以扫除残余。

瘙痒，究竟是怎么回事？比如我们不小心划破了皮肤，最初感觉到的是疼痛——"痛则不通"。慢慢地，不通的地方快长好了，快通了，就会出现瘙痒——痒是气血半通不通、欲通未通的中间状态。等到都长好了，都通了，就不痒了。《黄帝内经》讲"谨熟阴阳，无与众谋"，"察色按脉，先别阴阳"。在整体状态变好、皮损变薄的同时，出现痒，一定是由阴变阳的好现象。

四、出血是“小病”，该止还是顺

一河北男性患者，患银屑病，病史近 20 年，在追溯自己的起病经历时谈到，16 岁时的夏季，鼻衄次数和量都特别多，当时只是想把流鼻血止住，一个乡村医生给他开了一个方子，吃了 1 剂，鼻衄就止住了，疗效之神奇让他在 20 年后记忆犹新，但是后来就出现银屑病，这两者之间是否有必然联系他自己也不太明白。

一山西女性患者，银屑病病史 10 年，是为数不多的舌象上有血热指征的患者中的一个，治疗按常法开腠解郁解决了不少问题，但是针对血热的治疗并不满意，一直在想如何给她的血热以“出路”呢？也是夏天，一次门诊，患者问：“月经刚完 5 天又来，血量很多，怕不怕？”回答：“只要精神不错，不太难受，就不怕。”患者平素月经来时下腹痛、怕冷，治疗后月经来时已无不适，可以认为是道路畅通了。这次月经刚完又来，当是体内邪气被自发疏导的表现，只要身体可以吃得消，医者完全可以静观待变，或者叫坐享其成。这次非常规的月经一直来了 18 天，量很大，患者精神一直不错，其间为之制订的方案为疏导郁热、养护脾胃、不涉下焦、听其自治。这次大量出血后，血热征象明显减轻，银屑病治疗更为顺利。

从夏季脉当洪可知，夏天气血旺盛是正常的。如果这个旺盛失于常度，自发地寻找邪路排出，在医学上是应该被鼓励的。夏季是一个开放的季节，“使气得泄”应该是夏季养生的主旋律，这个过程中身体内自发的疏泄不仅不应该压制而且应该鼓励，可行的鼓励手段是《黄帝内经》中讲的“无厌于日……若所爱在外”。

这 2 例患者，同样是夏天，同样是大量出血。我们可以作一个假设：如果前者没有经过以止血为目标“顿挫病势”的治疗，如果后者应用了止血的治疗，是不是结局会大不相同呢？

一无锡男性患者，鼻衄断断续续近 2 小时，自己堵住，一会儿又流，家人非常惶恐，住院输了液，止住。后来面诊时才了解，这个鼻衄有可能帮助他降低了“中风”的风险，这个会在另外的文中探讨。

很多的“小病”，如自发出血一样，其实质都是身体自发寻找的邪路。医生要做的是，认识症状对医学的引领作用，顺着身体自发寻找的、最佳的邪路去治疗、去疏导，而不是去压制、堵路。至今为止，医学对于人体的奥秘知之甚少，千万不可在人体这个大自然的杰作面前，狂妄地说“医道已了”。我们所能做的只有学习自然的规律，顺应自然的需求，让自发的排邪过程表现得容易让患者接受，这是健康医学的大原则和大方向，是不容置疑的。

在身体没有顽固疾病的时候，有小病应该积极治疗；在小病对生命有急性风险的时候，小病也是需要治疗，“急则治其标”的。但是在身体有顽固疾病的时候，如果出现了“小病”，我们首先要做的是权衡利弊，而不是急于治疗小病。请相信，如果没有急性风险，很多“小病”是可以治疗大病的。

我们经常说：“长痛不如短痛”。没有急性风险的小病是短痛，顽固、难治病是长痛，到底要如何对待“小病”，需要三思。也许，肿瘤之类的大病，也可以借鉴这个“给邪出路”的健康医学大思路。

第三节　阴阳中——症状规律的哲学之辨

2016 年 1 月 7 日成立广汗法纯中医病房，医护办公室前面有一副对联，上联是“谨熟阴阳中医道”，下联是“给邪出路广汗法”。

2019 年 4 月 7 日与学生孙学达聊天的时候，突然发现这幅对联可以有新的读法。解法的更新也显示了广汗法创始 14 年来的进步。上联是“谨熟阴阳中，医道无与众谋”，下联是“给邪出路广，汗法首当其冲”。

核心的进步在于：①将医学思维从病提升到健康，阴阳是病的偏与邪的状态，而中是健康状态，稳定在趋近于中的状态就是健康的稳态。②给邪出路不仅靠汗，不仅凭“不汗之汗”的方药，不仅是以汗为凭的诸多生活处方，更有二便、吐、月经、血等；广汗法是首重汗的，但不是仅仅局限于汗，而是邪的所有出路以及人体最终的健康。“阴阳中”与“出路广”能准确地体现广汗法的成长。

“谨熟阴阳中”，可以通过整体判断，来预估治疗的难易与疗程的长短——阳证易治阴证难。

广汗法最初更重视阳刚之药，如麻桂姜附辛等，但是近年来对阴药也给予了应有的重视。下面以 2019 年 3 月发表的百合类方 3 篇文章来举例说明我们对阴药使用的重视。

一、将息法应用百合地黄汤举隅

将息法出自《伤寒论》桂枝汤方后注。将息的本义是围绕目标行进与停止的意思，在《伤寒论》中特指方剂服用量的加、减、停。百合地黄汤出自《金匮要略·百合狐惑阴阳毒病脉证治》：“百合病不经吐、下、发汗，病形如初者，百合地黄汤主之。”广汗法纯中医病房的实践证明，百合地黄汤将息法对症治疗某类银屑病，疗效显著。

（一）验案分享

案 1：王某，男，25 岁，2018 年 11 月 6 日入院。

主因“间断性全身散在大面积斑丘疹、鳞屑伴瘙痒 8 年余，加重2周”入院。

现病史：患者8年前染发后，头部出现硬币大疹点，上布白色鳞屑，逐渐蔓延至全身，就诊于当地医院，诊断为“银屑病”；外用及口服药不详，效果不佳，辗转多地治疗。2011年就诊于山西某地，外用及口服自配药后，全身暴发大面积斑块，病情严重，不能行走，后于某诊所治疗后好转。2015年在家自用某草药搓洗，双下肢皮损加重出现脓疱。2016年就诊于“北京某医院”，外用及口服药物治疗，效果不佳。病情反复，时好时坏，冬重夏轻。2周前因天气转凉，皮损逐渐变厚，有大量新起疹点伴有脓疱，为求进一步治疗就诊于我科门诊，以“脓疱性银屑病”收入院。

刻下：精神、食欲可，睡眠不佳，夜间易醒，大便1天1行、干结难下，便不尽感明显，小便正常，易紧张烦躁，紧张时上身及手足心易出汗。平素怕冷明显，腹部、腰臀部及双下肢凉且不出汗。全身散在大面积红斑，上布白色鳞屑，四肢皮损较厚硬，四肢厚硬皮损周边有少量小米粒大脓点，奥斯皮茨征阳性[奥斯皮茨征（Auspitz sign）即点状出血现象，轻刮薄膜，数秒内红斑表面出现小出血点。奥斯皮茨征是银屑病的红斑鳞屑性损害的特征之一]，皮损干燥脱屑、裂口明显，间有抓痕，有大量新起疹点。舌苔白腻，舌边有齿痕，舌下淡凝略瘀，左关弦滑，右关缓滑。

入院时针对患者睡眠差、夜间易醒，给予甘麦大枣汤口服等，睡眠改善不明显；大便干结难下，黏滞不爽，便不尽感明显，给予桃核承气汤、火麻仁、芒硝等，每日大便1～2次、难下，有便不尽感，大便改善不明显。

2018年11月22日：考虑患者睡眠差、大便不通，皮损干燥脱屑、裂口，给予百合地黄汤口服，渐加量。具体方药如下：百合70g，生地黄30g。30剂，日3次，从1袋起“将”

法服用（渐加量），每顿增服 1 袋（0.5 剂），水冲服，早午晚饭前服。考虑患者皮损厚硬，给予四甲散（炮山甲、鳖甲、龟甲、鸡内金各 5g）口服，散结化瘀，每日 1 剂，早晚饭后配温酒服。

2018 年 11 月 22 日晚饭前开始服药 0.5 剂，病情无变化。

2018 年 11 月 24 日服药第 3 天，早午晚服药（2.5 剂、3 剂、3.5 剂）时，也就是药物加量至 9 剂 /d 时，自述睡眠好转，每天睡意明显，大便、皮损变化不明显。

2018 年 11 月 25 日服药第 4 天，早午晚服药（4 剂、4.5 剂、5 剂）时，药物加量至 13.5 剂时，睡眠好，大便 4 次、偏稀、量多、顺畅，无便不尽感，晚上体温升至 38℃，自觉身热明显，全身微汗。

11 月 26 日晨起发现厚硬皮损脱落明显，皮损变软变薄。因前一日大便次数增多，百合地黄汤“息”法服用（渐减量），早午晚各 4 剂，大便 6 次、顺畅、量多、色黑，无便不尽感，腹部无不适。睡眠好，身热，体温 37.1℃，皮损变薄消退明显，裂口逐渐愈合。

11 月 27 日给予百合地黄汤，继续“息”（减量），停晚上药，改为早午饭前服，当日早午饭前各 3 剂。大便 2 次，偏稀顺畅。

之后根据大便情况调整百合地黄汤用量，每日 5～8 剂即可保持大便顺畅、每日 2～3 次。

2018 年 12 月 12 日，患者皮损消退 95%，仅四肢遗留少量颗粒状疹点，已无干燥裂口，病情好转出院。

案 2：李某，女，21 岁，2018 年 12 月 7 日入院。

主因“全身密集性斑丘疹、鳞屑伴瘙痒 4 年，加重 1 周”入院。

现病史：患者 4 年前反复感冒用药后，头部出现散在斑丘疹，当地医院诊断为“银屑病”；口服外用药物不详，治疗后皮损逐渐增多，蔓延至全身。后就诊于当地某诊所，治疗后皮损时轻时重，反复不愈，又辗转多地治疗，效果不佳。2018年7月就诊于“西安某医院”，使用“消银颗粒”“雷公藤”等治疗，皮损逐渐消退，停药后皮损暴发，经我科治疗后皮损消退明显。1周前患者着凉感冒后，有大量新起疹点，为求进一步治疗以“寻常性银屑病”收入院。

刻下：精神、饮食可，睡眠不稳，大便时干时稀、黏滞不爽，小便正常，自觉烦躁不安、急躁易怒。月经近3个月未行。全身怕冷明显，上身易出汗，腹部、腰臀部及双下肢凉且明显不易出汗，四肢不温。全身密集性斑丘疹，上布白色片状鳞屑，头部、躯干及四肢皮损较厚且密集连接成片，色淡暗，奥斯皮茨征阳性，皮损干裂瘙痒明显，间有抓痕，有大量新起疹点，色红，黄豆大小。舌苔薄白，舌淡胖，舌下淡凝略瘀，左关细弦，右关缓滑。

与案1比较，本患者同样具有睡眠差、大便不畅、皮损干裂明显，给予百合地黄汤（百合70g，生地黄30g）口服，“将”法服用（渐加量），根据大便情况调整用药。针对皮损厚硬，给予四甲散（炮山甲、鳖甲、龟甲、鸡内金各5g）口服，“将”法服用（渐加量），化积磨坚，早晚饭后配温酒服。

2018年12月7日服药第1天，早午晚饭前分别服用百合地黄汤1剂、1.5剂、2剂，四甲散1剂，睡眠、大便、皮损变化不明显。

2018年12月8日服药第2天，早午晚饭前分别服用百合地黄汤2.5剂、3剂、3.5剂，四甲散2剂，夜间易醒、梦多减少，大便2次、偏稀、顺畅，腹部无不适，皮损逐渐变薄变软，无新起疹点。

2018年12月9日服药第3天，前一日大便顺畅，减慢

"将"法（加量）速度，按天加量，早午晚饭前服用百合地黄汤各4剂，四甲散3剂，睡眠好，大便3次、偏稀、顺畅，无便不尽感，腹部无不适，皮损逐渐变薄变软，裂口愈合。

2018年12月10日服药第4天，早午晚饭前服用百合地黄汤各4.5剂，四甲散5剂，大便5次、偏稀、顺畅、量多，无便不尽感，腹部无不适，皮损逐渐变薄变软回缩，消退明显。

2018年12月11日服药第5天，因前一日大便次数多，给予百合地黄汤减量，早午饭前各4.5剂，四甲散6剂，睡眠可，大便5次、偏稀、顺畅，无便不尽感，食欲减退（身体偏肥胖，食欲减退是治疗的正作用），下腹部坠痛（和月经将至有关）。

2018年12月12日服药第6天，给予百合地黄汤继续减量，早午饭前各4剂，四甲散7剂，睡眠可，大便6次、偏稀、顺畅、色黑，无便不尽感，自觉胃部有灼热感（考虑与服温酒有关），食欲减退。

2018年12月13日服药第7天，给予百合地黄汤，早午饭前服药各6剂，睡眠可，大便2次、偏稀、顺畅，大便色黑减，无便不尽感，自觉胃部有灼热感，不欲饮食。月经第1日，量少，色暗，有血块，下腹部坠痛明显。

2018年12月14日患者来月经，按照广汗法纯中医病房"多监测少干预"的原则，停用所有药物，嘱出院观察，静观月经来后身体的自然变化（患者月经周期不正常，至本次入院已3个月未行，深以为忧。此次没有用西药干预，通过中医整体治疗而月经自来，患者深以为然）。

（二）方药分析

《神农本草经》指出："百合，味甘，平。主邪气，腹胀心痛，利大小便，补中益气。"可知百合利大小便。《本草崇原》指出："百合……昼开夜合，应天道之昼行于阳，夜行于阴……"可以推测百合有安定神志、改善睡眠的作用。《神农本草经》指出："干地黄，味甘，寒。主折跌绝筋伤中，逐血痹，填骨髓，长肌肉。作汤，除寒热积聚，除痹。生者尤良。"

百合、地黄，两者皆为阴药。《千金方衍义》提到："用百合为君，安心补神，能去中热，利大小便，导涤痰积；但佐生地黄汁以凉血，血凉则热毒解而蕴结自行，故大便当去恶沫也。"可知百合地黄汤能够安心补神、利大小便。

上述病案中，患者均有两类情况：①睡眠：或入睡差，或梦多，或睡眠易醒，或三者兼有；②大便：或干结难下，或黏滞不爽、有便不尽感，或两者兼有。运用百合地黄汤将息法治疗此类患者，效果显著。百合地黄汤方后注中指出"中病，勿更服，大便当如漆"。患者在服药期间症状不改善要"将"，要不断加量，如案 1、案 2 都是在加量至一日服用 13.5 剂时，疗效最为明显。但同时要注意"中病即止"的问题，患者出现大便次数多、大便黑的情况后要及时减量，尤其要特别注意的是，如果患者出现明显畏寒怕冷，一定要及时"息"——停药。

对于食欲问题，如果患者本身食欲过旺，则食欲适当被抑制是希望出现的好现象，但用无妨，如案 2。但是如果本身食欲不是很好，如果再出现食欲被抑制，或者胃部不适的症状，一定要及时引起重视。

"过与不及都是病，矫枉过正要在中。"治疗的目标在"中"，而不是"过"。治疗的手段是纠偏，但是治疗时一定要注意接近"中"时"度"的把握。百合地黄汤为阴药无疑，是重阳法流行的当前中医界中不可或缺的一股清流，我们要重视之，但是千万不能滥用。

二、百合知母汤与体温管理

体温是高了好，还是低了好呢？回答应该是都不好。那体温是高了容易治疗，还是低了容易治疗呢？近来笔者与一位瑞典的中医大夫聊起这个问题，她的回答笔者深以为然：退热是治病，而让体温适当升高是需要改变体质的，所以两者比较，让体温（特别是平均基础体温）升高应该更难一些。广汗法纯中医病房近年来致力于体温管理（我们通过长期临床体会，目前假定 37.1℃ 是“中”的状态，偏离“中”的状态都需要纠正，称之为“体温管理”）。略有所思，本文介绍的是百合类方用于体温管理的 2 则医案。

案 1：11 岁的银屑病患者，服用百合知母汤加味后，体温升高了 1℃ 左右，与此同时，大便干、出汗多的情况也得到好转，皮损开始消退。具体案例如下：

张某，女，11 岁，因“全身散在斑丘疹、鳞屑伴瘙痒 1 年，加重 1 周”于 2019 年 1 月 17 日入院。

患者 1 年前确诊寻常性银屑病，一直治疗，效不佳。刻下：基础体温 36.0℃，精神、睡眠可，食欲旺盛，大便 1～2 天 1 行，小便正常，手足心出汗多，舌尖红，舌苔薄，舌下淡暗。皮损主要集中在上臂，呈颗粒状，较为坚韧；头部及下肢也有少许皮损。

食欲旺盛、手足心汗多，大便不稀，故给予百合知母汤治疗。具体方药如下：百合 70g，知母 30g。“将息法”服用（中病指征：保持大便 2～3 次 /d），渐加量，每日增服 1 剂，早晚饭前服。

2019 年 1 月 22 日（入院第 6 日），服药 4 剂，患者大便 2 次、偏稀，手足心出汗较前稍减少，舌苔薄白，舌尖红，基础体温没有变化（36.0℃），患者腹部不温。给予上方加干姜 30g，1.5 剂起，渐加量，每顿增服半剂，早中晚饭前服。

2019 年 1 月 29 日（入院第 13 日），患者昨日服药 6 剂，大便规律、每日 2～3 次、不干不稀，排便顺畅，手足心出汗减少，基础体温 36.0℃。腹部较前温热，但手足仍凉，舌红，舌下深红。给予百合知母汤加干姜 30g，再加桂枝 90g。具体方药如下：百合 70g，知母 30g，干姜 30g，桂枝 90g。每日 6 剂起，早中晚饭前服。

2019 年 2 月 1 日患者病情好转，正值过年，出院，停药过大年。

2019 年 2 月 13 日继续入院治疗，患者精神、食欲可，睡眠佳，大便正常、每日 2～3 次，排便顺畅，小便不黄，手心热，足凉，手足心出汗较前减少，体温 36.5℃。继续给予百合知母汤加干姜、桂枝治疗，维持每日 6 剂。

2019 年 2 月 19 日，精神、睡眠可，食欲可控，大便每日 3 次、偏稀，排便顺畅，小便正常，手足心汗减，体温 37.1℃，舌苔白，舌尖红，舌下红。给予百合知母汤加干姜、桂枝，另加苍术 6g。嘱中药继续加量，保持大便每日 3～4 次。

2019 年 2 月 22 日出院。患者精神、睡眠可，食欲可控，大便每日 4 次、偏稀，排便顺畅，小便正常，手足心汗减，体温 37.0℃，舌苔薄，舌下淡红，舌苔白减，皮损由阴转阳。出院继续给予百合知母汤加干姜 30g、桂枝 90g、苍术 6g，口服。嘱其关注体温、出汗、大便及舌苔情况。

这位患者最大的亮点是基础体温的变化。百合知母汤可以减少汗出，体温会慢慢升高；干姜、桂枝温散体内寒凝，也会让体温变化。二者合起来，“阳气内蒸而不骤泄”，自会体温升高而皮损开始消融。

案 2：13 岁的银屑病患者，使用了逐渐加量的百合知母加桂枝汤（桂枝日用量达 1170g），在患者入院 7 天的时候发热，给后续的治疗带来了很大的便利。广汗法团队称有意识地让身体整体体温在安全的前提下有所升高的治疗方法为“发热诱导疗法”。本例患者有计划地为发热提供基础条件，进而在诱因的作用下发热，从而带来一系列身体的变化，为“发热诱导疗法”的又一例证。

张某，女，13岁。主因“间断性全身散在斑丘疹、鳞屑伴瘙痒2年，加重1个月伴渗液”于2019年1月23日住院。

患者2年前确诊寻常性银屑病，一直治疗，效不佳。刻下：精神、睡眠可。食欲旺盛，大便1天1次、偏干，但不费劲，小便正常。情绪急躁易怒，常摔打东西。基础体温36.5～36.7℃，得此病后2年未发热。平素出汗较多，前胸后背极易出汗。全身散在斑丘疹、鳞屑伴瘙痒，较多分布于面部及四肢。患者经常抓挠小腿部皮损，导致腿部肿胀、流渗液。舌苔薄。脉左关弦滑，右关细缓滑。

情绪急躁、食欲旺盛，汗多、大便偏干，故给予百合知母汤加减。具体方药如下：百合70g，知母30g，桂枝90g。每日1剂起，渐加量（将息法）服用。

2019年1月25日（入院第3天），上方服用4.5剂。服药后变化：①大便1天1次，由偏干转为便质正常；②汗出较之前略减少；③面部皮损略消退。病情改善，继续“将息法”服用。

2019年1月28日（入院第6天），上方服用至13剂（桂枝日用量1170g）。服药后变化：①面部皮损明显消退；②汗出较之前较少。异常情况：随着药物的增量，大便1天半未去。补述1月27日晚上着凉后体温37.6℃，但精神、饮食未见明显异常。考虑患者大便未去情况，给予苓甘五味姜辛夏杏加大黄汤，嘱患者调整药量，保证大便1天2～3次。具体方药如下：茯苓12g，甘草6g，醋五味子9g，干姜6g，细辛3g，姜半夏9g，炒苦杏仁9g，大黄5g。从1剂起，视大便情况调整用量（苓甘五味姜辛夏杏加大黄汤未服用就出现发热，故此方未用）。

2019 年 1 月 28 日 14 点，体温达到 38.5℃，伴有食欲降低、鼻塞、流清涕等症状。遂暂停当天所有药物及治疗。14 点 30 分至 18 点，体温维持在 37.6～38.5℃，伴头晕、精神差、恶寒、有汗、鼻塞、流清涕等症状。20 点 55 分体温 38.3℃，开始出现寒热往来，汗出时有时无等症状。遂准备服用备用的小柴胡汤（用沙参）0.5 剂。21 点 38 分将药物备好，服药前量体温 37.4℃，综合考虑风险不大，未服药，嘱患者早点休息，令其母亲夜间多量体温，一有异常马上联系主管医师。

2019 年 1 月 29 日 7 点 55 分，其母诉昨日夜间体温未超过 37.5℃。现体温 36.4℃，精神、饮食、睡眠可，2 天半未大便。有汗，鼻塞，由清涕转为黄白相间涕。考虑大便 2 天半未去，给予苓甘五味姜辛夏杏加大黄汤 1 剂，观察大便情况。患者当天晚上大便 1 次。

2019 年 1 月 30 日（入院第 8 天），发热之后，好的变化如下：

（1）腿部肿消失，痒减轻，渗液消失；

（2）面部皮损大面积消退，腿部皮损部分消退，整体变薄变淡；

（3）情绪明显好转；

（4）体重减轻 1.5kg。

该患者曾于 2018 年 7 月 4 日至 7 月 18 日入院治疗。此次能发热与上次的住院也有关系，故广汗法病房强调“3 年 7 次”的规范住院、系统治疗方案。

入院时精神、饮食、睡眠、大小便均可。头部、背部、胸部汗出较多，四肢及背部自觉发凉。舌边有齿痕，舌苔水滑。体重67kg。

住院目的是减少汗出、减轻体重，希望皮损“不治而愈”。生活处方：损谷法；方药给予真武汤加减，“将息法”服用。

2018年7月5日开始，由一次1袋增加到一次4袋。服药后无明显感觉。4日后方案改为真武汤加黄芪70g。

2018年7月15日，住院治疗第10天。真武汤加黄芪70g喝到一次8袋时未见明显异常，但晚上喝8袋时开始恶心，并呕吐2次，影响精神及饮食。药量根据精神及呕吐状况增减。

2018年7月18日，真武汤加黄芪70g服用7袋，未见明显不适。患者出院，出院未带药。住院期间患者身体逐渐温热，晨起体温明显升高（由35.9℃升高到36.5℃）。汗出减少，皮损也变薄、变淡。住院治疗14天，体重减轻2.5kg。

同时出现：汗出增多，伴有怕冷、鼻塞、流黄白相间涕、咳嗽等；体温偏低。之后治疗目标转为减少出汗，提高体温，给予桂枝加附子汤、桂枝加龙骨牡蛎汤等方交替服用，整体情况好转后于2019年2月1日出院。

有质疑：体温岂可随意升高？答曰：体温不可能随意升高，需要经过适当的系统治疗才能让体温向“中”靠拢。广汗法纯中医病房已经让很多基础体温低的住院患者不同程度地达到升高基础体温的目标，并且在此过程中，身体整体状况改善，疾病也获得了满意的治疗效果。

三、滑石代赭汤使用规律探讨

广汗法纯中医病房2019年春节前后应用百合类方获得

了很好的临床效果。在使用中，广汗法团队一直在探究：百合类方的核心功效究竟是什么？情绪烦躁、睡眠障碍、大便干或者黏、小便黄、口苦口干、食欲旺盛……应该都是使用指征的备选项，究竟哪个才是百合类方应用的关键指征？从方药功效提供的线索，以及百合病条文提供的线索，得到的临床应用规律究竟是什么？请从本文提供的纯中医病房的实例来分析。

案 1：李某，来自福建，女，38 岁。主因“下肢红斑、脓疱渗液伴瘙痒 9 年，加重 1 周”于 2018 年 12 月 26 日入院。

患者 9 年前确诊脓疱性银屑病，一直治疗，效不佳。刻下：精神、饮食可，口苦，睡眠差，入睡困难，每天凌晨 1—2 点方能入睡，大便稀，小便黄，双下肢水肿。基础体温低（35.5℃）。下肢弥漫性红斑，脓疱渗液较多，瘙痒明显，间有抓痕。舌边有齿痕，苔薄燥，舌下淡红，脉微数。

睡眠差（对应《金匮要略》原文中“欲卧不能卧”），口苦、小便黄（对应原文中“口苦，小便赤”），大便稀，舌边有齿痕，皮损主要在下肢，缠绵难愈（对应病机中的湿）。综上分析，给予滑石代赭汤治疗。具体方药如下：百合 70g，煅赭石 9g，滑石 18g。“将息法”（将息法是围绕治疗目标增减治疗剂量的方法）服用，从 1 剂起，渐加量，每日增服 1 剂，早晚饭前服。

2018 年 12 月 29 日（入院治疗第 3 天），患者睡眠改善，小便黄减，每日服药至 6 剂。根据患者睡眠及小便情况调整药量。

2019 年 1 月 5 日出院，在院治疗 10 天，一直“将息法”服用滑石代赭汤，口苦明显好转，睡眠明显好转，无入睡困难，小便较前清亮，大便不稀，排便顺畅（大便干或者黏是百合类方治疗的共性，但是滑石代赭汤可以治疗大便稀，这点是滑石代赭汤的个性)，基础体温升高 0.5℃，全身皮损渗液减少，脓疱消退，双下肢水肿较前明显好转。

案 2：成某，男，20 岁，学生。主因“全身散在厚硬斑丘疹伴鳞屑瘙痒 8 年，加重 1 周”于 2019 年 1 月 16 日入院。

患者 8 年前确诊寻常性银屑病，一直疗效不佳。刻下：精神、饮食尚可，睡眠差，不易入睡，每次需要 1.5 小时方能入睡，入睡时间一般在凌晨 2 点左右，手心汗多，大便稀、1～2 次 /d。脉滑数，舌苔薄，舌边有齿痕，舌下略红。虽然诊断与案 1 不同，但是身体情况与案 1 相类，从手心汗多、睡眠问题和小便黄、大便稀入手，考虑给予滑石代赭汤治疗。具体方药如下：百合 70g，煅赭石 9g，滑石 18g。“将息法”服用，早中晚饭前服。

2019 年 1 月 22 日(入院第 7 日)，患者昨日服此方 6 剂，入睡较前好转，且小便黄减，大便成形，手心汗减少。大便虽成形，但黏滞、排便不爽，足凉，鼻塞，舌苔白腻，舌根黄，舌下深红。给予滑石代赭汤，原方基础上加桂枝 90g、细辛 3g(细辛单开，单独加量，加至鼻通畅则减量维持鼻通畅)，每日 1 剂起，渐加量，每日增服 1 剂(周日不加量)，早中晚饭前服。

2019 年 1 月 29 日(入院第 14 日)，患者昨日服滑石代赭汤加桂枝 6 剂，细辛 48g，入睡较前明显好转，每次 30 分钟左右即可入睡，入睡时间在晚上 11 点半左右，鼻塞明显好转，小便正常、不黄，大便成形、不黏滞，排便顺畅，手心汗明显减少，舌苔薄白，舌根不黄，舌下玫红。维持当前剂量，观察病情变化。

2019 年 2 月 1 日(入院第 17 日)患者出院，睡眠好转，鼻塞减轻，小便不黄，大便成形、不黏滞，排便顺畅，手心汗少，足凉减轻，舌苔薄腻，舌下淡。正值过年期间，停服药物，观察病情变化。

2019 年 2 月 13 日再次入院巩固治疗：患者停药期间睡眠可，晚上 11 点半左右入睡，无入睡困难，食欲可控，大便顺畅，小便不黄。患者仍感足凉，易出汗，鼻塞好转，但仍不通畅，继续给予滑石代赭汤加桂枝、细辛治疗，1.5 剂起，渐加量，每日增服 1 剂；细辛每日 48g 起，继续加量。

2019 年 2 月 15 日，患者晨起流鼻血，少量，3 分钟左右停止，嘱其流鼻血时要用温水洗，不要堵住鼻孔止血；患者服用细辛加至每日 56g，无不适，维持目前剂量。

2019 年 2 月 19 日，患者近日每日晨起流鼻血，温水冲洗，3 分钟左右停止，自述流鼻血后，鼻塞情况明显好转，睡眠情况明显好转，躺下后 10 分钟即可入睡。大便正常，排便顺畅，小便不黄，手心出汗明显减少，手足较前温热，舌苔薄，舌下深红。继续给予滑石代赭汤加桂枝、细辛治疗，继续加量。细辛用至每日 64g，维持剂量服用。

2019 年 2 月 21 日，患者出院，昨日服滑石代赭汤加桂枝 8 剂，细辛 64g，鼻塞明显好转，无入睡困难，躺下后 10 分钟即可入睡，大便正常，排便顺畅，小便不黄，出汗明显减少，手足较前温热。出院带药：继续给予滑石代赭汤加桂枝、细辛治疗。

2019 年 3 月 2 日晚 8 点回访，患者发信息告知：睡眠很好，倒头就睡，小便不黄，大便正常，鼻通畅，汗出可控。

四、心得分享

百合病究竟具体所指为何？笔者尚无可靠证据。但是经过大量的临床验证，百合类方在临床上可以起到不可或缺的重要作用。《金匮要略》指出："……见于阴者，以阳法救之；见于阳者，以阴法救之。"目前临床所及，我们认为百合类方属于阴法无疑，所治当为"见于阳者"（广汗法理解其为阳证)，也就是身体偏阴的不用或者不能单用。具体来讲：食欲不好的一般不用；大便偏稀的一般不单用(滑石代赭汤除外，其他百合类方可以配合黄连使用)；身体怕凉的不单用(可以配合干姜、桂枝等使用，阴阳和合、相须而治)……

对于百合类方的核心功效、应用的关键指征、临床应用规律，目前广汗法的认识为：百合类方为阴药，治疗阳证；阳证多指情绪躁扰、失眠多梦、口干口苦、手心多汗、身体怕热、食欲过旺、代谢过剩(代谢综合征)、小便黄、大便干或者黏等；临床应用时，一定要注意"药为纠偏"，是针对病机的，而不仅仅是对症的。纯阳证临床很少，百合类方不仅治疗这种"纯阳证"，对夹杂阴证的也可以加减变化使用，如身体整体怕热而腹部不温的情况，就需要配合干姜等阳药，以使方与症尽量趋近于"丝丝入扣"。

第四节 发热诱导——发热是动、不是病

《张英栋谈银屑病根治》一书中就提到了"发热诱导疗法"。什么是"发热诱导疗法"呢？请看本文中的实例。

郭某，女，39岁。2019年1月13日上午初诊。自诉2017年通过检查得知子宫萎缩，2018年全年月经少于4次且经量越来越少。2018年全年体重增加7.5kg。刻下：精神好，食欲好，睡眠好。大便2日1次，小便正常。平素汗少，夏天也不易汗出，足凉、面热。舌淡，舌边有齿痕，舌下瘀，左脉细弦，右脉滑有力。补述：平素很不容易发热，已有5年以上体温不曾升高。

针对女性，特别是有腹部症状的女性，应用广汗法治疗时特别强调先让腹部热起来。此例患者明显上热下寒，中焦

不畅。治从下焦入手，以温经汤加减：川芎 12g，赤芍 12g，生甘草 12g，当归 12g，北沙参 12g，益母草 30g（替换阿胶，因为月经量少、次数少），肉桂 12g，牡丹皮 12g，姜半夏 15g，五味子 18g（因有轻微咳嗽，用五味子代替麦门冬），吴茱萸 18g。生姜 18g 为引，嘱逐日增加生姜的剂量。

因治从下焦入手，故药物饭前吃，直接作用于下焦，熬一次分 3 次温服。1 天吃 3 次，第 1 周每日 1 剂，吃 6 天歇 1 天。第 2 周也是服 6 天歇 1 天，先逐渐增加剂量，每日增 1 剂，分别为 2 剂、3 剂、4 剂，出现变化时“中病即止”，可以逐渐减量（因为是门诊治疗，不方便监测，不敢剂量增加过多，而且没有明显变化时，也嘱患者减量），分别为 3 剂、2 剂、1 剂。

嘱：要严密注意服药后的变化。希望服药的时候，身体各方面状况按如下步骤出现变化：

（1）小腹发热；

（2）足热；

（3）月经来；

（4）体重减。

同时特别叮嘱，如果出现发热的话，在安全的前提下，千万不要急于退热。

2019 年 1 月 27 日复诊：患者首先反馈的服药效果是出现发热。服药后第 3～4 天，出现恶寒、发热，体温最高 38.6℃；未服药，则自行退热。发热后，身体出现如下变化：

（1）体重降低 1.7kg；

（2）基础体温至少升高 0.3℃，原先基础体温一般为 36.1℃，也有 35.9℃的时候，目前 36.4℃；

（3）足变热，手部温热，面红减轻；

（4）月经来，并且持续 5 天，量明显比平常多。

可以说，初诊希望服药出现的变化，除了第一步的"小腹发热"没有实现外，其余所有的预期都提前实现，超过了患者和笔者的预期。如果没有"发热诱导"的作用，2 周之内出现如此大的变化，怕是不可能的。

笔者在近年的临床中发现吴茱萸类方、桂枝类方及其他温热类方药，甚至不是温热类的方药，还有一些纯中医的治疗手段，的确有诱导体温升高乃至发热的作用。当然需要大家关注的不仅有方药和治疗的种类，更有运用的方式，比如此例患者就用到了广汗法体系中特别强调的"将息法"（将息法是围绕治疗目标增减治疗剂量的方法，在广汗法门诊和住院治疗中广泛采用，取得了预期效果）。二诊时，患者左关细弦，右关细滑，舌苔薄白腻，舌下深红有瘀，仍无汗。睡眠很好。于 1 月 13 日方加生麻黄 5g，嘱继续使用将息法服用。

2019 年 1 月 21 日前后，"发热了别马上吃药，让 38.5℃高热飞一会"之类的报道铺天盖地，介绍中国科学院生物化学与细胞生物学研究所陈剑峰研究组的最新研究成果（该成果发表在国际免疫学权威期刊《免疫》上）。实际上，在 2013 年前后，笔者已经发表了一系列关于重新认识发热的文章，如正视发热、享受发热、感激发热、珍惜发热、创造发热等，并且在《伤寒理法与经方临床》等专著中反复提到重新认识发热的必要性。现在，现代科学家从另一个角度也证实了笔者之前的纯中医实践的正确性，希望更多的中医同道共同关注"发热"可以治愈很多疾病的临床规律，或者说，"发热"为很多疾病的治疗提供了条件、扫清了障碍、铺平了道路的规律，共同重视这个规律，以期造福更多患者。（本文修改后发表于 2018 年除夕《中国中医药报》临床版头条）

第五节　阴阳与动静——重识荨麻疹

下面是2014年10月15日发表过的一篇旧文《风胜寒湿化顽疾》。因为大家对“阳证可以治阴证，小病可以治大病”认识得还不够，特转录于此。也希望大家可以借此重新认识荨麻疹在安全前提下治疗疾病的作用。（此处有删节）

无论是发热，还是瘙痒，实质都是转阳，是人体反应能力增强的表现。只要适度，风险可控，医生就不应该去盲目压制。

医生的责任，是判断症状的表现是否对人体长远健康有利，而不是急着“对症处理”，更不能以压制人体对身体问题的反应能力为己任。

如何判断是否适度呢？最简明的判断标准——是否“影响生命安全”。只要不影响生命安全，所有的过程都可以判断为人体从一个病态秩序向新的秩序转变，对于这个过程，起码不能随意否定。在目前阴证多、阳证少的疾病整体背景下，阳的、动的过程更应该得到肯定和鼓励。

从去年完成《风胜寒湿化顽疾》的讲座后，笔者对这个论断又再三思考和临床验证，发现这应该是很多临床医生缺失的、帮助患者找回健康的钥匙——识别人体适度的反应能力，并“努力发掘，加以提高”。（语出陆广莘）

去年讲座中，一位患者的经历，至今想来仍有余蕴，录之于后，供大家参考。

某男，33岁，头部银屑病2年，2013年4月18日初诊。素体头部、上半身容易出汗，容易口干，余无不适。左脉细弦滑，右脉缓滑有力，舌苔白腻，舌下郁热明显。

治以温通寒湿、疏散郁热为法，方用桂枝茯苓丸、吴茱萸汤、升降散合方加减。

药用：僵蚕 9g，蝉蜕 6g，吴茱萸 30g，姜半夏 12g，桂枝 12g，茯苓 12g，桃仁 12g，牡丹皮 18g，赤芍 12g，炮山甲珠 5g，鳖甲 5g，大黄 3g。14 剂，嘱关注小腿前面出汗情况。

2013 年 5 月 6 日二诊：吃药后小腿开始出汗，头部皮损变薄，大便最多 1 日 3 次，大便前后肚子胀疼（补述肠胃素体不适，容易泄泻）。

郁热已减，肠胃不适明显，立足中焦，去掉升降散和桂枝茯苓丸，加入甘草泻心汤。

患者 5 月 6 日复诊前本有轻微咳嗽，5 月 7 日晚开始发热、咳嗽加重，体温 38.9℃（患者自述很少感冒发热，这次发热是否和之前的药物有关呢）。5 月 8 日下午于当地医院验血后开头孢、清开灵及止咳化痰的药，咨询后，嘱不用药、观察。

5 月 9 日上午热退，下午开始起大块风团样疹，瘙痒明显，晚上加重。笔者回复："荨麻疹，继续吃中药，一般讲荨麻疹可以帮助治疗银屑病。"

5 月 10 日下午患者问："已经全身起疹子了，这个不需要用药就随它去吗？多久能退啊？"回复："如果有腹痛、喉咙发紧，去看急诊。如果没有，继续吃中药，荨麻疹的情况继续观察。"

5 月 11 日想吃氯雷他定治疗荨麻疹被制止。5 月 12 日上午荨麻疹开始自行消退。5 月 17 日反馈荨麻疹完全消退。

6 月 27 日复诊，头上皮疹已经很薄、很少，腹中舒适，脉细缓滑，舌苔白腻，舌下淡凝，舌边微有齿痕。治以温阳化饮散寒凝，予苓桂术甘汤大剂（茯苓 30g，炒白术 12g）加小青龙汤小剂（各 3g），善后。

头部局限银屑病属于典型的阴证，加上患者素体中焦不足，诊断为寒湿困阻，治疗是比较困难的。但是经过了久违的发热以及发热后的全身瘙痒，这个患者的治疗变得很顺利。笔者把那些发热和瘙痒起疹的实况都拍了下来，成为“热生风、风胜湿”中医理论的证据。

中医的取象比类法，把人体与自然界的变化都赋予了理性的含义，风、热、寒、湿及阴、阳等概念，都有其严格的意义。当人体处于寒湿状态时（从皮损上看，寒为聚紧，湿为凝滞），开始发热、开始风动，此时作为医生，可以去打击发热、制止风象吗？

第六节　管理与纠偏——青春没有痘，正常吗？

目前广汗法纯中医病房致力于中医健康管理。

管理的目的是“中”，管理的手段是“以偏纠偏”，管理的重点是“勿矫枉过正”。

具体项目有：①体温管理；②体重管理；③汗出管理；④食欲管理；⑤食量管理；⑥情绪管理；⑦睡眠管理；⑧月经管理；⑨青春痘管理；⑩扁桃体管理；⑪血糖管理；⑫血压管理；⑬血尿酸管理……

以青春痘为例来说明一下“中”医健康管理。

从美的角度来讲，大家都愿意只有青春没有痘。但是，从健康的角度来讲，大家思考一下，青春期为什么会长青春痘呢？

青春期，中间有一个字“春”。春天是一个“发”的季节——“春三月，此谓发陈……”是把陈旧的、影响发展的东西发散出去，轻装上阵，为一年打好基础的季节。

青春期和春天一样，是一个发散的阶段。

该发的时候一定要发。

该发的时候没有适当发，是病态。

把该发的时候适当发治得不能发，是治错了。

回过头来讲，该发的时候发得不适当、发过了，也是病态。

一般来讲，青春期，面部或其他类似部位长 3～10 个痘痘，不会严重影响容貌，是正常的，不属于病态。

什么叫病态呢？

（1）青春期不长痘痘，或者长得过多、过硬、严重影响容貌，是病态；

（2）非其时而有其痘，即非青春期（如儿童 8～9 岁，30 岁后的女性，甚至 50 岁后）的人长青春痘，是病态。

还有一种病态，叫医学的病态或者畸形美的病态。

适当长痘是正常的。如果把正常的长痘，治得不能长，长不出来，就相当于治得“春”不能“发陈”了，这不是治错了、治坏了吗？这个叫医学的病态。如果患者有这种需求，就叫病态的需求，需要引导。让大家回到“健康美”（以健康为前提的美）的正道上来。

综上所述，青春痘过多过少都是病，非青春期的痘也是病，正应了广汗法团队经常讲的“过阴过阳都是病，纠偏过正要在中”。

第七节　无招胜有招——无论发热与否，一招贯彻始终

面对一个发热的患者，针对发热已经做过其他的治疗，但无效，此时我们还能针对发热治疗吗？

发热是一个症状，是人体在身体有问题时的“自然”反应。我们是应该治疗身体的问题，还是压制这种反应呢？也许简单的情况下，暂时抑制反应也问题不大，但是复杂的情况呢？

请在阅读以下病案时思考：①如果四逆汤为主的治疗是针对发热的，那么发热已经消失后为什么还继续用原方案？②如果四逆汤为主的治疗不是针对发热的，那么为什么这个持续15天的高热会在服药8小时后治“好”呢？

我先提示一下：以人为本，关注身体的问题而不是关注症状，“无招胜有招”，“医治人，人治病”，也许是一个线索。请看医案：

何某，女，59岁，主因“卵巢癌术后，腹部疼痛伴发热2周”于2019年2月13日入院。

患者卵巢癌术后化疗后3年，行子宫切除术后，发现盆腔实性包块2年余，发现结肠息肉、结肠溃疡月余。2周前患者出现发热，最高39.6℃，每至中午12点左右开始发热，到夜间1点左右热退。其间经多方治疗效果不佳，反复发热且高热不退，到时间才能退，之前治疗不会影响发热时间节律，伴有：①下腹部剧烈疼痛、难以忍受，大小便时疼痛加剧，痛引会阴部；②小便不利，频数涩痛；③大便量少，大便时有少量胶冻状黏液（提示乙状结肠和膀胱中间有问题）。患者精神差，面色晦暗，表情痛苦，睡眠不佳，不欲饮食，身体虚弱，平素怕冷明显，四肢不温，腹部、腰臀部及双下肢凉、不出汗。患者入院后完善各项检查，把控整体风险，查明发热原因，除外癌症其他部位转移。

患者舌苔白腻，舌下暗瘀，脉浮数，咽部色淡、不红，腹部凉、疼痛，发热时四肢凉明显，身热无汗，虚弱乏力。以患者发作时间特征及整体寒湿为入手点，给予四逆汤合暖肝煎试服，备用桂枝汤（服前药发热无明显变化时使用）、黄芩汤（针对患者大便时有少量胶冻状黏液，服前药无明显变化时使用）。（针对复杂情况及可能出现的变化提前预备方药为广汗法之备方法）

患者于2月13日上午11时服四逆汤合暖肝煎半剂，下午3时体温降至37.3℃；投石问路，方向正确。后服改为每2小时1次（围绕目标增减服药次数和量，为广汗法之将息法），截至晚上7时，患者共服药1.5剂，未再出现发热，舌苔白腻减。

2月14日，入院第2天，晨起体温35.5℃，给予中药继服，白天每4小时服药1次，未再出现发热。

入院3天后，精神逐渐好转，腹部疼痛及小便涩痛基本消失，大小便时会阴部牵涉痛逐渐好转，舌苔白腻持续好转，后逐步配合督灸、中药穴位贴敷等中医外治法加强疗效。经治疗周余，患者精神、食欲恢复正常，已无发热、腹部疼痛等症状，大小便正常，拟出院。

在治疗过程中未应用西药退热，而是通过整体辨治，以纯中医手段8小时治愈癌症术后患者持续15天高热。截至2019年2月27日随访，患者情况良好。

本案中患者的主要诉求是治疗发热，但我们更多关注的是舌苔白腻的情况、平素怕冷的情况，以及发热午时开始、子时结束的情况。无论发热有无，方案没有改变，一方治疗始终。所以可以认为，我们的治疗不是针对发热的。解决身体内部问题，“发热”不治而愈。这样的治疗可以称之为“无招胜有招”。

第八节　损——损谷法与血糖管理

广汗法治疗银屑病以汗出管理为主，取得了较好效果。在汗出管理的过程中，深刻认识到中医“中”的内涵，而从“中”与“管理”的角度关注2型糖尿病患者的血糖管理，也取得了满意疗效。广汗法纯中医病房最近致力于2型糖尿病患者的血糖管理，本文简要介绍2则医案。

案1：毛某，来自宁波，女，41岁。主因“口干、多饮、多食8年，全身散在斑丘疹28年”于2019年3月4日以“2型糖尿病、脂肪肝、寻常性银屑病”收入院。

患者确诊“2型糖尿病8年、脂肪肝10年、寻常性银屑病28年”，几经治疗，效果反复。1个月前因患者去菲律宾旅游，未控制饮食，加之当地环境湿热，导致血糖升高，皮损复发。

刻下：食欲旺，口干多饮，入睡迟，精神欠佳，下午困乏，大便1～2次/d、偏稀，小便黄，平素怕热，易上火，头汗多明显；下肢皮肤偏凉，上布白色片状鳞屑皮损，边缘布满暗黑色素沉着斑，间有抓痕。左关弦滑数，右关缓滑，舌苔白腻，舌上有涎，舌下淡。治疗在生活处方“损谷法”的基础上使用如下方案治疗。

2019年3月4日—14日（住院第1～11天）：

治疗主要针对患者代谢问题（体重82kg，丙氨酸81U/L，天门冬氨酸57U/L，转氨酶88U/L，空腹血糖11.66mmol/L）。根据食欲旺、口干多饮、头汗多、易上火、怕热、腹部凉等问题，给予百合地黄汤加减（百合70g，地黄30g，干姜90g），“将息法”服用，并嘱患者控制饮食。经过11天的治疗，患者头汗多明显减轻，腹部转温，上火症状消失。体重减轻5kg，空腹血糖由11.66mmol/L降到7.6mmol/L，转氨酶由88U/L降到69U/L。

2019年3月15日—22日（住院第12～19天）：

主要根据舌苔腻、食欲旺等问题，在原治疗方案的基础上，加减白虎汤、藿香正气方、真武汤等，经过8天的治疗，患者舌苔腻有所缓解，体重减轻2kg，血糖由7.6mmol/L降到6.4mmol/L，转氨酶由69U/L降到46U/L，丙氨酸由81U/L降到

55U/L，天门冬氨酸由57U/L降到52U/L。但同时出现食欲差与情绪问题。

2019年3月23日—27日（住院第20～24天）：

针对患者食欲差、情绪波动，治疗方案改为保和丸、茯苓四逆汤、封髓丹（睡前服）。经过治疗，患者舌苔持续变薄，睡眠较之前好转。体重减轻0.5kg，血糖由6.4mmol/L降到5.7mmol/L，转氨酶由46U/L降到38U/L，丙氨酸由55U/L降到48U/L，天门冬氨酸由52U/L降到42U/L。其中转氨酶和空腹血糖均已降至正常范围，患者满意出院。

经过24天的纯中医病房住院治疗，患者体重减轻7.5kg，丙氨酸由81U/L降到48U/L，天门冬氨酸由57U/L降到42U/L，转氨酶由88U/L降到38U/L，空腹血糖由11.66mmol/L降到5.7mmol/L。

案2：王某，来自北京，男，43岁，主因“口干、多饮、多食11年，全身散在斑丘疹3年”于2019年2月25日以“2型糖尿病、银屑病”收住入院。

患者11年前无明显诱因出现口干、多饮、多尿，就诊于当地医院，诊断为“2型糖尿病”，口服二甲双胍控制血糖，后自行停药，口服中药（患者本人开方）控制血糖，但血糖控制不稳，空腹血糖9～10mmol/L，餐后2小时血糖10～12mmol/L。2018年4月患者就诊于北京某医院，给予口服中药治疗（清热解毒为主），服药后大便稀、次数增多；患者不耐受，自行停药。

刻下：精神、睡眠可，食欲强，口干，多饮，大便3次/d、稀，小便正常。腹部及下肢凉，额头、前胸、后背及手足心出汗多，舌根腻，舌尖红。入院时体重93kg，晨起空腹血糖9.8mmol/L。

根据体型与体重，给予损谷法饮食管理方案；根据大便次数多、稀，腹部凉，给予连理汤将息法服用。具体方药：理中汤（生白术 15g，沙参 15g，甘草 15g，干姜 15g），黄连 15g（单开）；另外，单开干姜 15g。

日 1 剂起，渐加量，每次增服 0.5 剂，早、中、晚饭前及睡前，每日 4 次服用。希望治疗过程中保持大便不干不稀，大便稀加黄连，大便干加理中汤，腹部不温加干姜。

2019 年 2 月 28 日，患者精神好，大便 2 次、成形，排便顺畅，腹部较前温，仍汗多，食欲强，舌尖红减。体重 93kg，晨起空腹血糖 9.3mmol/L。前一日服药量为生白术 120g，甘草 120g，沙参 120g，干姜 300g，黄连 60g。继续按照情况增加剂量，希望食欲减。

2019 年 3 月 5 日，患者大便 4 次、偏稀，食欲减 2/3，夜间睡眠好，自述全身微汗，腹部微热，足心出汗较之前减少，苔根白腻。嘱药物全部加量，黄连快速加，干姜缓慢加。体重 87.5kg，晨起空腹血糖 8.5mmol/L。当日服药情况：沙参 240g，生白术 240g，干姜 300g，甘草 240g，黄连 240g。

2019 年 3 月 7 日，患者大便正常、不干不稀，舌苔黄，舌尖红，舌下淡，夜间睡眠好，自述全身出汗较前少，唯有运动后背部出汗多。体重 87.5kg，晨起空腹血糖 6.8mmol/L。当日服药情况：沙参 360g，生白术 360g，干姜 480g，甘草 360g，黄连 360g。

2019 年 3 月 11 日，患者夜间睡眠好，晨起大便 1 次、成形、顺畅，口唇干，口不渴，饮水少，小便少，色黄，手足心出汗仍略多。体重 86.5kg。服药情况：沙参 360g，生白术 360g，干姜 840g，甘草 360g，黄连 420g。患者由于工作原因要求出院，出院后继续当前治疗方案，保持大便不干不稀，腹部温热，食欲可控。

2019 年 3 月 28 日回访，患者精神可，食欲大减，体重

83kg。近日血糖控制情况：早上空腹血糖 7.0mmol/L 左右，晚餐前血糖 6.0mmol/L 以下，餐后 2 小时血糖 8～9mmol/L。

该患者的血糖管理主要采用“中”医思维，对患者的偏态（食欲旺、口干多饮、大便稀、腹部凉）进行管理，使其趋向于“中”的状态。目前，患者血糖控制良好，波动在较为理想的状态。

心得：广汗法强调的是“中”的思维方式，银屑病不汗出与汗出多以及汗出不匀、汗出不解都是不“中”，2 型糖尿病血糖过高与过低也都是不“中”（低血糖的危害较高血糖的危害更严重），只要思维方式正确，就能保证方向的正确，再通过不断学习与用心实践去追求治疗的精准。通过上述案例可知，广汗法“中”的思维方式在 2 型糖尿病患者血糖管理方面是可行的。

第九节　损——减法，不妄为，尽量少干预

过阴过阳都是病，纠偏过正要在中。针对儿童体重来说，就是让不足“中”的增长，让超过“中”的减轻。2018 年广汗法团队曾经发文介绍过损谷法，本文将针对损谷法与儿童体重管理作进一步阐释。

李某，男，5 岁，山西长治市人。2015 年 10 月确诊银屑病，多地治疗，疗效欠佳。2017 年 12 月第一次住院 21 天，2018 年 1 月第二次住院 14 天，2018 年 8 月第三次住院 14 天，分别用桂枝汤、当归四逆汤、真武汤、吴茱萸汤等动态调整，通过汗出管理，获得了银屑病临床治愈的效果。体重 18kg。

2019 年 1 月第四次住院 21 天，针对“患儿近半年大便黏、2～3 天 1 次，食欲不佳”给予治疗。“若要小儿安，常受三分饥与寒。”经常饱食会导致小儿消化不良，损伤脾胃，不利

于小儿生长发育，故生活处方按照“损谷法”来调整（保证精神，保持食欲，控制食量），药物处方给予百合知母汤控汗、升温、调整大便。方药如下：百合 70g，知母 30g，桂枝 120g，牡蛎 24g，大黄 1g，附子 3g。用将息法服药。

治疗后，孩子的大便问题、食欲问题都管理得很成功，体重也明显增长。第四次住院后妈妈写下感言：

“今天惊喜地发现孩子长了两斤肉。因为 1 年了，孩子一斤肉也没长，没想到住院 22 天，居然长肉了。我问主任说孩子都 1 年多了一斤肉也没长怎么办？主任说让他少吃点，他就长了。我想，少吃能长肉吗？不管怎样，听医生的应该没错。住院 22 天回来，孩子跟我说，妈妈，你看秤，我好像重了。原来一直都是 18kg，现在 19kg 了。我一看真的重了 1kg。记得去年住院两次是长高了，高了 2cm，从原来的手足冰凉，到现在的小手总是暖暖的，真的变好了。体温比去年好多了。记得去年每天早上量体温，都不到 36℃（35.7～35.8℃ 的样子），今年每天早上都是 36℃ 以上。看书的时候听别人说用广汗法治疗的孩子身体会一年比一年好，我真的体会到了。”

第四次住院根据“损谷法”对孩子的体重做到了纠偏，可知“损谷法”为主的治疗对于低体重儿童的体重增长，疗效确切。

广汗法纯中医病房近来对《伤寒论》“损谷则愈”进行了深入实践，把“损谷则愈”提升到“损谷法”的层面，发现其对当今很多儿童的喂养有指导意义，对促进儿童生长发育有很大的临床价值，对儿童体重过轻和过重都有明确的治疗作用。

为道日损，是做减法。

是说研究规律，一定要去找核心、关键，越精练越好。

纯中医病房的工作原则是“多监测、少干预”。

后者就是“损”的意思。

方子越开越精干（不是求方小，而是该小尽量小），“需要明明白白治对，不要稀里糊涂治好”，也是“损”的体现。

损是不妄为。

损是少干预。

损是体悟道。

为学日益，为道日损。损之又损，以至于无为。无为而无不为。

尽量少干预、不妄为，不是不干预，而是要恰到好处地干预，这就涉及“为学日益”的问题，需做加法。

减法与加法，都对都不对，用错地方都不对，用对都对，不可拘执，活法在心。

道求不妄为，术与器求“无不为”。

学则须疑，学须日新，学须“所进愈深”……

第二章 疗效，数字化及感受

第一部分 数字化纯中医病房

中医思维理性化，中医疗效客观化。

疗效客观化≠诊疗机械化。诊疗必须“活泼泼”地……

疗效客观化、量化、数字化，“多监测”，用数字说话，可使纯中医病房走向数字中医。

第一节 “真气从之”治疗手心多汗

田某，男，38岁，来自上海。主因“全身散在大面积斑丘疹16年，加重5个月”于2018年5月2日收住入院。

患者刚入院时身上皮损较厚、发白，睡眠较差，体温偏低，情绪波动较大，并且伴随着手心出汗过多的症状，在与人交谈的过程中手心汗出淋漓，严重影响社交。银屑病是一种心身疾病，心在前，身在后。当人处于较大的精神压力之下或者情绪波动较大的时候，往往会导致银屑病的暴发。所以说，保持良好的心理以及睡眠状态是十分重要的。

“真气从之”治疗是一种量化（监测人体的皮温、皮电、脑电、肌电、血容脉搏及呼吸等各种客观数据）的放松训练方法，通过“恬惔虚无，真气从之”以减轻患者的焦虑及情绪波动，改善睡眠，提升患者身体温度，减少手心出汗，是广汗法纯中医治疗的特色疗法之一。它可以科学地认识我们意识不到或感觉不到的生理活动，进而达到自我控制机体内部活动的目的。

对于田某的睡眠较差、体温偏低、情绪波动以及手心出汗过多等症状，我们是通过腹式呼吸训练、脑电波（α 波）训练以及全身扫描放松疗法来改善的。它能够帮助患者控制出汗、整体的温度提升。以下为其 3 次治疗的数据记录（表 2-1，表 2-2）：

表 2-1　腹式呼吸、皮电、脑电波（α 波）、手心汗出情况

日期	腹式呼吸均匀程度	腹式呼吸频率 /（次 /min）	皮电值 / μΩ	α 波 /Hz	手心汗出情况
2018-05-04	不均匀	29.3	7.10	9.650	淋漓不尽
2018-05-08	较均匀	13.1	3.55	12.305	较前减少
2018-05-11	均匀	6.4	2.18	16.170	出汗正常

表 2-2　皮电、皮温、体温情况

日期	皮电值 / μΩ	皮温 /℃	体温 /℃
2018-05-04	7.10	32.924	36.2
2018-05-08	3.55	33.741	36.4
2018-05-11	2.18	34.783	36.5

注：经过 1 周的治疗，该患者由原先手心的大汗淋漓到可以控制出汗，使出汗减少，情绪控制明显好转，其具体情况表现为：

① 腹式呼吸频率：正常值为 6.4 次 /min 以下。

② 皮电值：可反映所测部位的汗液值，正常值为 3μΩ 以下。该患者所测为手指指尖皮电值。

③ α 波：是脑电波的一种。当人焦虑值、压力值较大或者情绪波动明显的时候，α 波会偏低，因此提升 α 波可以在一定程度上改善情绪波动。正常值为 12～20Hz。

④ 皮温：为人体末梢循环的温度，正常值为 33.8 ~ 35℃。在皮电值降低的同时，该患者皮温由原先的 32.924℃ 上升至 34.783℃，体温也由原先的 36.2℃ 上升至 36.5℃，达到一个“热而无汗”的状态，皮损也减轻明显。

皮损和什么有关系，可能大家一致的回答就是和汗有关系。但是仅仅和汗有关系吗？和汗的关系是直接的，但实际上，皮损和日常的衣食住行、吃喝拉撒、情绪等都有关系。本

案例就是通过减少患者出汗量、提高患者基础体温、减轻焦虑等综合治疗，使皮损消退。

第二节 “阳气内蒸”助力热而无汗

尚某，男，17岁，来自辽宁。主因“全身散在大面积斑丘疹伴瘙痒、鳞屑6年，加重2个月”于2018年7月12日入院。

现病史：2012年患者因扁桃体炎反复发作，经当地医院治疗后，后背出现散在红丘疹，逐渐散布全身，上布白色鳞屑，伴瘙痒，经多地医院诊断为“银屑病”，用卡泊三醇、激素药膏交替外涂，效果不佳，反复发作。

刻下：情绪不佳，入睡迟，饮食量少，大便1日1行，便稀，小便略黄，自觉身体凉，多年无发热症状，前胸后背汗出量多，腰腹以下皮肤凉、无汗。全身散在大面积斑丘疹，腰腹部、上肢密集分布，融合成片，色红暗偏硬，伴有鳞屑、瘙痒，间有抓痕。脉象左关弦滑，右关弦紧。舌淡胖，舌苔白腻，舌尖略红。

监测经过：

2018年7月25日：“阳气内蒸”监测体表平均温度为29℃，整体偏低，皮肤能量分布均匀系数为前5.5、后4.7。患者汗出过多，与广汗法要求的“热而无汗”相悖，给予一系列纯中医治疗方案，并给予止汗药物控汗。

2018年7月30日：“阳气内蒸”监测体表平均温度为31.5℃，皮肤能量分布均匀系数为前7、后5，较之前有明显上升，图像上部分冷色调转为暖色调。汗出明显减少。

2018年8月15日—17日：连续3天进行“阳气内蒸”监测，3天体表平均温度为32℃，较7月25日提高3℃。经过住院治疗，患者取得了很好的疗效，头上厚硬的皮损全部消退。患者精神、饮食、睡眠、大小便好，入院前下肢畏寒、皮肤发凉的现象整体好转。

为什么要让患者达到“热而无汗”的状态呢？简单来说就是要让患者的身体变成一个“热气球”。很多银屑病的根本原因是体表不能温通，一者是体内有寒，阳无力加于阴，不能蒸气于表；再者就是汗出过多，阳气骤泄于表。两者都会导致体表寒凉，不能温化皮损。那么要想治好，必须把他的身体打造成“热气球”，除了要适当多晒、适当多穿、适当多运动、适当多吃温热发散的食物，还要尽量少、似有似无地出汗，保存住自己的能量，达到由内而外、“热气内蒸”的状态，使体表温通，则皮损很快就化掉了。

第三节　大洋洲来的孩子

陈某，女，6 岁，来自新西兰。主因“全身散在斑丘疹、鳞屑伴瘙痒半年，加重 1 周”于 2018 年 12 月 26 日入院。

现病史：半年前无明显诱因，头部出现散在斑丘疹，后融合成片，上布白色鳞屑。于当地医院诊断为银屑病，予中药治疗，效果不佳。

刻下：精神、睡眠可，食欲不佳，大便 1 日 1 次，小便正常。背部、小腿部、头部皮损厚硬，瘙痒明显。

2018 年 12 月 26 日给予四甲散，磨积化坚。处方：醋山甲 5g，醋鳖甲 5g，醋龟甲 5g，鸡内金 5g。3 剂，研磨，水冲服。2018 年 12 月 27 日检验回报：抗链球菌溶血素 O（ASO）296.06 U/ml（正常 0～170 U/ml）。

2018 年 12 月 28 日：服上方后，小腿部皮损变薄，食欲增强，继续给予四甲散。患者精神不振，脉象不浮，舌淡苔薄，故给予麻黄附子细辛汤：麻黄 3g，附子 3g，细辛 3g。10 剂，每日 1 剂起，渐加量，早午饭后服。

2018 年 12 月 29 日：患者体温升高到 38.1℃（26 日体温 36℃，28 日体温 36.3℃），精神不振，食欲减退，故给予小柴胡汤合逍遥散加减：北柴胡 48g，黄芩 18g，姜半夏 15g，北沙参 18g，生姜 18g，大枣 20g，生甘草 18g，薄荷 2g，生白术 12g，茯苓 12g，当归 12g，赤芍 12g。1 剂，每日 1 剂，顿服。

2018 年 12 月 31 日：患者服上药后体温降到 36.5℃，精神、饮食可，昨日大便未行，小便正常，略微咳嗽，舌淡苔薄。给予小青龙汤：干姜 3g，细辛 3g，五味子 3g，桂枝 3g，赤芍 3g，生甘草 3g，姜半夏 3g，麻黄 3g。10 剂，每日 1 剂起，渐加量，早午饭后服。2019 年 1 月 3 日检验回报：抗链球菌溶血素 O240.03 U/ml（正常 0～170 U/ml）。

2019 年 1 月 4 日：患者服上药后咳嗽减轻，但大便仍未行，手心有汗，手背凉，上身汗多，舌苔白腻。给予苓甘五味姜辛夏杏加大黄：茯苓 12g，五味子 9g，生甘草 6g，干姜 6g，细辛 3g，姜半夏 9g，杏仁 9g，大黄 6g。8 剂，每日 1 剂，早晚饭后服。

2019 年 1 月 7 日：患者服药后，昨夜、今晨各大便 1 次，不成形，咳嗽好转。夜间上身易出汗，舌苔薄白腻。给予苓桂味甘汤：茯苓 60g，桂枝 60g，醋五味子 40g，生甘草 45g。5 剂，每日 1 剂，早午饭前服。

2019 年 1 月 9 日：患者上身出汗减，下半身及手凉。予桂枝茯苓方：桂枝 90g，桃仁 12g，牡丹皮 12g，赤芍 12g，茯苓 12g。25 剂，每日 1 剂起，渐加量，早午饭前服。

2019 年 1 月 14 日：患者服用上方后，全身暖和，小腿部、背部皮损消退，今日出院。给予桂枝茯苓方 7 剂，每日 1 剂，早午饭前服。患者舌淡苔白，给予六君子汤，健脾渗湿。处方：茯苓 12g，麸炒白术 12g，党参 12g，生甘草 12g，陈皮 12g，姜半夏12g。10剂，每日1剂，早午饭后服。

2019年1月14日检验回报：抗链球菌溶血素O230.86 U/ml（正常0～170 U/ml）。

从整个治疗方案可以看出，本次治疗以调整患者的整体健康为目标。经过住院治疗后，患者感觉全身温热，食欲增强，全身皮损也明显变薄。疗效客观化，不仅仅指的是皮损，还有理化指标的变化；治疗方案不会专门针对抗链球菌溶血素O过高制订，但是在整体健康得到提升的过程中，化验指标也会趋于正常。

第四节　发热可以治扁桃体肿

整体好才是真的好。下面从一个案例看看广汗法是怎样做到"治一病多恙并除，重求本不悖效速"的。

余某，女，8岁，来自山东济南。主因"全身散在斑丘疹、鳞屑伴瘙痒4年，加重1个月"于2018年5月27日入院。

现病史：银屑病4年，头部皮损多，身上点状，纳可，便调，睡觉容易蹬被子。食欲过旺，平时出汗较多，头部痒明显。皮损一般夏天消失，冬天复发。冬季多饮用梨汁，平时因嗓子疼而常用抗生素、蒲地蓝等药物。身高140cm，体重48kg。扁桃体左边Ⅲ度肿大，右边Ⅱ度肿大，色淡红。睡觉时打呼噜严重。舌质淡红，舌苔白偏厚。

2018年5月27日：身体偏胖，食欲过旺，故用白虎汤减轻食欲，嘱在保持精神的前提下减少食量。后来改为越婢加术汤，渐加量服用，加之天热则鼻塞，故用细辛单加量服用。扁桃体肿大，用四甲散磨积化坚。

2018年6月6日：体重46kg。食量减少，精神佳，继续控制。

2018年6月11日：体重45kg。住院期间体重减轻3kg。

出院1个月后，因控制食量，体重又减轻4kg。后因发热、嗓子疼，再次入院，出现了扁桃体的快速变化。

2018年7月12日—7月16日：经过88小时麻黄类方纯中医治疗，扁桃体快速变小，且逐渐趋于正常，皮损在出院以后也逐渐消退。

通过以上治疗：①从2018年5月27日入院体重48kg，到2018年7月31日随访体重41kg，60多天体重减轻7kg。广汗法针对肥胖儿童减重，疗效确切；睡觉时磨牙，食欲过旺，大便黏稠等同时消失。②扁桃体由入院前的Ⅲ度（左）、Ⅱ度（右）肿大变为双侧都是Ⅰ度肿大，打呼噜等症状消失。③汗出减少，皮损快速消退，剩下白色痕迹。达到广汗法要求的“立足长效求速效”的目标。

发热为什么能治疗扁桃体肿大呢？广汗法团队把发热视作人体第一道防线功能正常的表现；第一道防线的卫士能力强，容易在最外边发起“正邪交争”，表现就是发热。广汗法团队把扁桃体的活跃视为人体第二道防线功能正常的表现；扁桃体慢性肿大不算活跃，但是急性肿大是活跃的，然而慢性肿大都是活跃的过程中由不正当的压制导致的后果。发热意味着第一道防线重新活跃，意味着正气的恢复，这个过程中一般会连带第二道防线——扁桃体的活跃，就是急性扁桃体炎。阳证治阴证，急病治慢病，小病治大病，这个活跃的过程是人体恢复的有利时机，只要不要错误地干预，多能出现慢性扁桃体肿大迅速变小的好结果。

第五节　抗链球菌溶血素O的变化

梁某，男，12岁。主因“间断性全身散在红斑丘疹、鳞屑伴瘙痒5年，加重1个月”于2018年8月27日入院。

现病史：5年前患者过量食用海鲜后头部出现散在粟粒状丘疹，2～3天皮损逐渐变大、增多，遍布全身，于当地医院诊断为银屑病。后经多地医院给予西药内服、外抹治疗后，效果不佳。2017年1月于广汗法病房住院治疗15天后，皮损完全消退。今夏因食用冷饮后，头面部出现大量暗红色皮损。为求治疗入院。

刻下：精神、饮食可，睡眠时头汗较多，伴见瘙痒，面色无华，眼圈黑，右侧扁桃体Ⅱ度肿大，左侧扁桃体Ⅰ度肿大，大便1次/d，小便正常，稍运动后头颈部汗多，四肢皮肤偏凉。全身散在大面积斑丘疹伴有鳞屑、瘙痒，较密集分布于头面部、双上肢伸侧、胁肋部，头部束发征，皮损色暗红，上布白色鳞屑，间有抓痕。脉浮弦细，舌苔白腻，舌下略红。

检查结果：风湿三项示抗链球菌溶血素O 800 U/L，余无明显异常。

2018年8月27日给予桂枝汤加龙骨、牡蛎：桂枝12g，赤芍12g，甘草8g，大枣15g，龙骨24g，牡蛎24g；每日1剂，水煎服，200ml，早晚饭后服。给予四逆汤加减：黑顺片30g，干姜30g，炙甘草30g，黄芪50g；每日1剂，水煎服，200ml，早晚饭前服。

2018年9月3日：服上药后患者精神、饮食、睡眠佳，头汗明显减少，面色转淡红，眼圈黑减轻，双侧扁桃体略缩小，大便3次，便质稀，小便正常，四肢皮肤凉略好转。四肢皮损变薄，头顶的皮损变化不明显、色淡偏厚，脉浮弦细，舌苔白腻，舌尖略红，舌下略红。给予栀子豉汤：淡豆豉10g，栀子10g；每日1剂起，渐加量，每日增加1剂，水煎服，200ml，早午饭后服。给予苓甘五味姜辛夏杏加大黄汤：茯苓12g，甘草 6g，醋五味子 9g，干姜 6g，细辛 3g，姜半夏 9g，炒苦杏仁 9g，大黄 5g；每日 1 剂起，渐加量，每日增加 1 剂，水煎服，200ml，早晚饭后服。

2018 年 9 月 5 日：经 10 天治疗后出院，患者精神、饮食、睡眠佳，头汗明显减少，面色转淡红，眼圈不黑，双侧扁桃体缩小、双侧呈 I 度肿大，大便 1 次、偏稀，小便正常，四肢皮肤转温。全身皮损变薄消退，头部皮损明显中空、边缘留有少量丘疹。脉浮弦细，舌苔白腻，舌尖略红，舌下略红。出院前复查：风湿三项示抗链球菌溶血素 O 245 U/L。检查结果接近正常。

2018 年 9 月 19 日回访：患者精神、饮食、睡眠佳，二便正常，汗出可控，皮损完全消退，嘱其继续保持广汗法生活处方，控制汗出情况。

这个案例告诉我们，临床是"活泼泼"地……要根据患者的整体情况，有顺序地灵活调整方案，逐步缓解患者的各种症状。切忌教条主义，一套方案走到黑。

第六节 3天怎么治挑食

沙某，男，7 岁，山东青岛人。主因"全身散在点滴状斑丘疹伴有鳞屑、瘙痒 3 年，加重 2 天"于 2019 年 1 月 20 日以"寻常性银屑病""咳嗽"收入院。

现病史：3 年前患者反复外感、扁桃体发炎，对症治疗后，皮肤出现散在钱币状斑丘疹，于当地医院诊断为银屑病，给予中草药等治疗，疗效不佳，反复发作，夏季减轻，冬季加重。

刻下：咳嗽，痰少，不易咳出，晨起、睡前、活动后均可加重，饮食欠佳，严重挑食，大便 2～3 天 1 次，便质先干后稀，汗多不易控制，入夜睡后盗汗，精神睡眠可。全身散在砂粒状丘疹伴有鳞屑、瘙痒不明显，较密集分布于躯干部，皮损色淡较厚，上布白色片状鳞屑，间有抓痕。苔薄白，脉浮紧。

2019 年 1 月 21 日：给予治咳嗽方（中药免煎颗粒剂：党参 12g，茯苓 12g，生白术 12g，甘草 12g，炙百部 10g，紫菀 12g，生姜 10g，大枣 24g），每日 3 次服用，每次加 1 袋逐渐加量服用，饭前服。另嘱患者母亲严格遵循“损谷法”给予患者一日三餐。观察患者挑食、食欲不佳、咳嗽、大便的情况。

2019 年 1 月 23 日：服用上方后，患者大便 1 次，量明显较之前增多，色黑味臭；咳嗽次数减少，痰少。患者母亲自诉近 2 日食欲明显增加，由不想吃饭变为抢着吃。

仅仅 3 天的时间，患者食欲就变化这么大。“损谷法”到底是什么，它有着什么样的魔力？“损谷法”与明代医家万全《育婴家秘》中“若要小儿安，常受三分饥与寒”的理念十分相似。小儿为稚阳之体，新陈代谢较为旺盛，但脾常不足，若经常饱食会导致小儿消化不良，更加损伤脾胃，反而更不利于小儿的生长发育，故需“损谷”。这与大病初愈，虽邪解正复，但脾胃之气尚弱，运化乏力，故食不宜饱很相似。小儿生病的状态和大病初愈的状态，都应该控制食量，减轻脾胃负担，让身体除消化食物之外还有余力自我修复，从而达到较好的身体恢复。

本案例告诫家长在疼爱孩子时，不要一味通过各种营养品和“补”的方法来提高免疫力。广汗法纯中医病房治疗中通过“损谷”让很多儿童达到增加体重、增长身高、身体变壮的事实告诉我们，“损谷法”不仅理论上成立，实际治疗中也有很好的效果。

第七节　肝功能数值变化大

夏某，男，23 岁，主因“全身散在红斑丘疹、鳞屑伴瘙痒 5 年，加重 2 个月”于 2018 年 7 月 31 日经门诊以“寻常性银屑病”“肝功能不全”收入院。

现病史：5 年前患者无明显诱因出现头部散在粟粒状丘疹，头部鳞屑增多，未予以重视，皮损逐渐变大增多，就诊于杭州铁路医院，诊断为银屑病，经激素药膏外涂、“复方甘草酸苷”口服治疗，无效。后经多地医院治疗，效果不佳，逐渐发展至皮损超出发际线，下肢大面积斑丘疹，2 个月前因食用大量瓜果，皮损加重，为求进一步治疗于 2018 年 7 月 31 日就诊我科，以“寻常性银屑病”“肝功能不全”“浅表性胃炎”收入院。

刻下：饮食后胃部不适、疼痛，睡眠较晚，梦多易醒，精神情绪不佳，大便 1～2 次 /d、偏稀，小便黄，平素怕冷，头颈部、手足心汗多，四肢皮肤偏凉。全身散在大面积斑丘疹伴有鳞屑、瘙痒，较密集分布于头面部、下肢外侧，皮损色淡红较厚，上布白色大片状鳞屑，间有抓痕。脉弦细，舌苔薄白，舌下淡凝。

检查结果：肝功能示丙氨酸氨基转移酶 103 U/L（0～40 U/L），天门冬氨酸氨基转移酶 55 U/L（0～34 U/L），直接胆红素 10.1 μmol/L（1.7～6.8 μmol/L），间接胆红素 18.4 μmol/L（2～15 μmol/L），余未见明显异常。

2018 年 7 月 31 日给予六君子汤：姜半夏 12g，麸炒白术 12g，陈皮 12g，党参 12g，茯苓 12g，甘草 12g。每日 1 剂，早晚饭前服。嘱患者减少食量，保护食欲。

2018 年 8 月 5 日：患者精神、睡眠好转，食欲可，大便 1 次，大便不成形，小便正常，腰背部汗多略减少，自觉畏寒，皮肤发凉，尤其四肢凉明显。腹部皮损夜间瘙痒加剧，头部、双下肢皮损较厚，暂未见明显变化。脉弦细，舌苔薄白，舌下淡。给予四逆散：北柴胡 9g，黄芩 9g，麸炒枳壳 9g，甘草 9g。每日 1 剂，水煎服，200ml，早午饭后服。嘱患者注意四肢的保暖。

2018 年 8 月 9 日：患者精神、饮食、睡眠可，昨日大便 1 次，大便成形，便前腹痛减轻，便后腹痛缓解，小便正常，腰背部汗可控，饮食时头汗偏多，自觉畏寒减轻，皮肤仍发凉，尤其四肢明显。腹部皮损夜间瘙痒加剧，脱屑明显；头部、双下肢皮损较厚，边缘转红。脉弦细，舌苔薄白，舌下淡。继续给予四逆散，每日 1 剂起，渐加量，每日增加 1 剂，水煎服，200ml，早午饭后服。

复查结果：丙氨酸氨基转移酶 66 U/L，天门冬氨酸氨基转移酶 48U/L，直接胆红素 10.8 μmol/L，间接胆红素 19.4 μmol/L。数值略下降。

2018 年 8 月 15 日：患者精神、饮食、睡眠可，昨日大便 1 次，便质正常，小便正常，全身汗出较前均匀，身体转温热，四肢肘膝关节以下偏凉。腹部皮损夜间瘙痒加剧，皮损明显变薄，色转淡；头部、双下肢皮损转红变薄。脉左关弦滑、右关细弦滑，舌尖略红，苔薄腻，舌下淡。前方继服，嘱患者继续顾护胃气，保持四肢温热。复查结果：丙氨酸氨基转移酶 50 U/L，天门冬氨酸氨基转移酶 38 U/L，直接胆红素 8.5 μmol/L，间接胆红素 16.4 μmol/L。

中医思维理性化绝不是一句简单的口号，中医看病不能被西医的病名限制住思维，也不能被过高的理化指标吓破胆。但这并不代表我们就不重视理化指标，好的疗效，不仅是主观症状的缓解，还有客观数值的趋于正常。这就是疗效客观化、量化、数字化，“多监测”，用数字说话。

第八节　贫血也能中医治

很多人都觉得中医见效慢，疗效也不如西医好，所以一般只要有了疾病都会选择见效快的西医，比如贫血，很多人第一选择就是西医。那么，中医治疗会有效果吗？我们来看下面这个案例。

闫某，女，34岁，湖北人，主因“间断性全身散在斑丘疹、鳞屑21年，加重1周”入院治疗。

现病史：患者21年前长期居住于阴冷潮湿环境，发热后引起全身散在红疹，就诊于当地医院，诊断为银屑病，口服“复方氨肽素片（迪银片）”月余，后病情反复，辗转多地治疗，口服中药、西药，使用外用药，治疗效果不佳。1周前停药后皮损加重，为求进一步治疗，就诊于我科门诊以“银屑病”收治入院。

刻下：精神可、饮食可，睡眠不佳，夜间易醒，平素大便不成形、1天2～3行，小便正常。全身怕冷，四肢凉明显，易困乏，前胸、后背易出汗，四肢不易出汗。全身散在斑丘疹伴有鳞屑，背部、四肢皮损分布密集，全身皮损较厚，上布白色片状鳞屑。查体：神志清，面色、口唇欠红润，发育正常，体型偏瘦，营养中等。

检验结果：血常规示白细胞计数 $3.01 \times 10^9/L$，中性粒细胞数 $1.41 \times 10^9/L$，血红蛋白 78.00g/L（偏低）。贫血系列检查示铁蛋白 14.41ng/ml，维生素 B_{12} 192.90pg/ml，叶酸 4.41ng/ml。

2018年1月18日：予理中汤（用沙参）加厚朴（另开），温中散寒，益气健脾燥湿。生白术15g，沙参15g，甘草15g，干姜15g。10剂，每日1剂，水冲100ml，早午饭后服。厚朴6g，

10剂，每日1剂，水冲100ml，早午饭后服。

予鹿血晶4g，5剂，每日1剂，水冲100ml，早午饭后服。并请血液内科会诊，协助诊治。

2018年1月21日：患者精神可，易困乏，食欲较前好转，睡眠可，昨日大便2次、不成形，小便正常，服药后微有腹胀，下肢偏凉。经治疗，部分皮损逐渐变薄变淡，脱屑减少，无新起疹点。会诊意见：诊断为混合性贫血。建议：①补充造血原料（如铁剂、叶酸、维生素B_{12}）；②1周后复查血常规，网织红细胞计数。纯中医病房医师会诊后决定：暂不服用铁剂、叶酸、维生素B_{12}，先服中药，观察患者病情变化。

2018年1月22日：患者精神不佳，易困乏，食欲较前好转，睡眠可，昨日大便2次、不成形，小便正常，服药后有腹胀感，下肢偏凉。经治疗，部分皮损逐渐变薄，脱屑减少，无新起疹点。患者服药后有腹胀感，暂且观察，嘱其加强下肢保暖，观察病情变化。

2018年1月23日：患者精神不佳，睡眠差，夜间易惊醒，饮食可，昨日大便1行、成形，小便正常，服药后腹胀感消失。经治疗，部分皮损变薄、渐消退，无新起疹点，下肢渐温热。给予二仙汤合甘麦大枣汤口服，以温补肾阳，解郁散结，调肝养血，健脾利湿。仙茅12g，淫羊藿15g，知母6g，黄柏12g，巴戟天6g，大枣30g，甘草30g，浮小麦80g。10剂，每日1剂，水冲100ml，早午饭后服。

给予理中汤（用沙参、生白术）加厚朴、黄连。

给予鹿血晶口服：鹿血晶4g，3剂，每日1剂，水冲100ml，早午饭后服。

患者睡眠差，夜间易惊醒，给予：太子参12g，合欢皮12g，藿香5g，川芎15g，龙胆1g。3剂，每日1剂，水冲100ml，早午饭前服。

经过2周的治疗，该患者精神、食欲好转，睡眠及二便正常，手足心偏凉明显好转，全身皮损明显变薄，贫血指标逐渐好转，血红蛋白由原先的78g/L升至95g/L。这位患者对纯中医病房的治疗理念及方法极为认同，身体的整体情况都得到了恢复，全身厚硬皮损逐渐脱落中空、变薄变淡，四肢遗留少量皮损，中度贫血转为轻度贫血。

中医，完全可以做到速效，并且是立足长效的速效。

第九节 “慢郎中”88小时治“真肺炎”

张某，女，12岁，天津人，主因“间断性发热5天，咳剧痰多1天”于2018年11月7日22点来院就诊。

现病史：11月2日患儿放学回家后，家长发现其精神不好，量体温38.6℃，2小时后量体温39℃，凌晨2点左右热退。其间家长给予患儿口服布洛芬混悬液、蒲地蓝、川贝枇杷止咳颗粒、小柴胡退热颗粒等，物理降温2次，体温不降，一直维持在38～39.5℃，最高39.5℃。患儿精神差，一直流眼泪说难受，咽部疼痛，口腔有多块溃疡。11月5日，患儿咳嗽加剧，呈阵发性呛咳，夜间难以入睡，痰多色黄，不欲饮食。11月7日就诊于天津市某医院，X线片考虑右下肺炎症，CRP（C反应蛋白）14.54mg/L（参考值0～10mg/L）；MONO #（单核细胞计数）0.9×10^9/L（参考值0.1～0.6×10^9/L）；MONO%（单核细胞百分率）12.8%（参考值3%～10%），医院建议住院输液治疗。家长特别顾虑，患儿之前患有银屑病，就是因为发热感冒的误治导致的，所以就不敢轻易随便治疗；与我们取得联系后，急忙从天津赶过来医治，于当晚10点多到达广汗法纯中医病房。

刻下：精神差，不欲言语，身热无汗，体温38.7℃，咳嗽剧烈，呈阵发性呛咳，痰多色黄，咽部疼痛，纳食差，大便5日3次，小便正常。查体：咽充血，双侧扁桃体Ⅰ度肿大，可见多处口腔溃疡，双肺呼吸音粗，肺部可闻及大量干啰音、少量小水泡音。舌苔厚腻，脉浮数。

用药方案：甘草6g，生姜12g，大枣15g，生石膏45g，桔梗30g，生麻黄6g，瓜蒌30g，焦山楂10g，鸡内金10g。3剂，每日1剂，水冲100ml，早晚饭后服。晚11点左右服药0.5剂，凌晨1点10分查房，体温下降至37.7℃，精神较前好转，服药后出了点微汗，基本没有咳嗽。

2018年11月8日：精神可，夜间咳嗽影响睡眠，食欲较前好转，咽部基本无疼痛，咽部痰多色黄，未大便，小便正常。晨起体温37.2℃，早饭后服中药半剂。查体：咽充血，双侧扁桃体Ⅰ度肿大，双肺呼吸音粗，肺部可闻及少量湿啰音及小水泡音。舌苔厚腻，脉浮数。今日给予黄芩汤加味口服：黄芩36g，赤芍24g，甘草14g，大枣14g，法半夏14g，生姜24g（以上均为颗粒剂）。芦根50g（草药）煎水，冲服黄芩汤颗粒剂，1天4次。备用小青龙加石膏汤、达原饮、栀子豉汤。

2018年11月9日：患儿精神可，食欲佳，夜间咳嗽明显减轻，可入睡，咽部已无疼痛，咽部痰减少，色黄白容易咳出，未大便，小便正常。昨日服黄芩汤3次，体温37.2～37.8℃。查体：咽无充血，双侧扁桃体Ⅰ度肿大，双肺呼吸音粗，肺部可闻及少量湿啰音及小水泡音。舌苔厚腻。继续给予黄芩汤加味，1日4次。

2018年11月10日：患儿精神好，食欲明显好转，昨晚基本无咳嗽，夜间睡眠可，昨日大便1次、偏稀，小便正常。服药后无不适，昨日体温在37.4～37.8℃之间波动，咽部已无疼痛，咳嗽明显减轻，痰黄、量减少，自诉口腔溃疡消退。查体：晨起体温36.7℃，咽无充血，双侧扁桃体Ⅰ度肿大，双肺呼吸音粗，双肺湿啰音及小水泡音减少。腹软，无压痛。

2018年11月11日：患者精神好，食欲好转，夜间睡眠可，基本无咳，未大便，小便正常。服药后无不适，昨日体温平稳（在36.7～37.5℃之间波动），今晨体温36.8℃，咽部已无疼痛，白天偶有咳喘，黄痰量减少。下午14:40出院，出院带药：芦根水冲服黄芩汤。嘱咐家长回到天津后仍于天津市同一医院复查。

本月后随访。患儿X线检查结果显示右肺下叶炎症已消失；血常规示肺炎支原体IgM阳性，其余数值也都变正常。

这个案例是在天津确诊的真正肺炎，并且位置在右下肺。以往有人说中医治疗的肺炎很多不是真的肺炎，但这次是中医治疗的真肺炎，确凿无疑。西医最怕新型病原体和超级细菌，这些不仅不是中医的盲区，而且是中医的优势所在。“中医治人、人治病”的先进理念，正是治疗这些复杂急性病的法宝。中医有数千年“试错”的经历，留下太多可贵的经验和教训，这是目前的新医新药不可比拟的优势。医者和患者要给予重视，正视中医的真正优势。

第二部分　窥豹一斑，光明和希望

纯中医病房里有太多故事，这里选取的是2017年的一些片段，让我们一起去体会他们的感受。

第一节　我自己的故事——我要绽放，铿锵玫瑰

（一）花季

20岁，如鲜花一般，潇洒自信，充满活力，这是一个女孩最美好的年纪。而我，却在无限的黑暗中遭受着一场磨难。

我是一个开朗、爱笑、有爱心的女孩子。

或许是上天嫉妒我的幸福，所以才把不幸降临在我身上。我得了“银屑病”，传说中的“不死癌症”——牛皮癣，那是2014年春季。

从此，生命变得黯淡，我走的每一步都那么艰难，风吹过，泪流过，道路依然迷茫，没有灯塔的指引，如何到达光明的彼岸？

庆幸自己从没放弃希望，庆幸自己终于找到方向。我愿意化身成灯塔，为万千迷惘的人指航。

（二）记忆

刚开始，背上出现一个米粒大小的红点，逐渐蔓延至全身，我很着急，当即去看了医生；医生用了药，却毫无效果。我正在上高中，突如其来的疾病让我从天堂掉入了地狱。面部、四肢、胸背、手上，都是皮损。我还是个学生啊，每天要和同学在一起，而现在这个样子，还怎么上学？沮丧！绝望！无奈之下，我只能暂时休学，从此开始了漫漫求医路。电脑、手机、报纸，只要有关于治疗牛皮癣的信息，全国各地我都会去一试。吃过传说中的毒蛇、蜈蚣，看过神婆，喝过所谓的“神水”（香灰），至于中西医的外用药更是用了无数。印象最深刻的是高二的时候，突然连面部又出了很多！那时候，每天都会不停地哭，家人也跟着默默流泪，本来很幸福的家庭已经债台高筑。看着大人微白的鬓角，我的心很痛很痛，竟然有了寻死的念头，我偷偷地藏了刀想要割腕，却被妈妈发现了，她狠狠地打了我，然后我们抱头痛哭。

（三）择真医

“听天由命吧！”这是许多人的口头禅。可是，人一定要有摆脱命运的决心，否则不幸会一直追随着你。要将枷锁彻底打碎，找回自己！命运掌握在自己手里，只有拼搏才会有人生。

2014年夏天，我和爸妈来到北京某大医院，辗转2天，几小时的等待仅换来医生5分钟的诊治和一大堆药，很多想问的话都没来得及问出口，就被医生请出了诊室。带着无奈我们离开了北京。西药确实有效，短短4个月，皮损就消了大半，有些地方也已经变薄。然而它的副作用也很大，90多斤（1斤=500g）的我，在吃药之后食欲大增，体型变胖，检查发现肝、肾功能也出现了问题。没办法，只能停药，重新走上求医之路。

一天，弟弟在山西省中西医结合医院看到了张英栋主任的简介，就在电脑上进一步了解，对张英栋主任提出的广汗法理论非常认同。11月，带着希望，我们见到了张英栋主任。主任给我的第一印象就是，太年轻了，这么年轻的医生能行吗？我脑中存着迟疑，心底也产生了不安。但是既来之则安之，忐忑地结束了第一次门诊。回家的路上，脑海中回想着主任说的话——"关注精神、出汗、睡眠和饮食，不要去关注皮损，多学习广汗法。"多么独特的门诊，多么独特的方法。这是我接触广汗法的开始。而此时，我并没有想到，我会与广汗法结下不解之缘，更没想到自己也会成为广汗法团队的一员。

（四）感谢银屑病

我本身不是一个爱学习的人，为了身体，我用上了高考的劲头开始苦读，学习广汗法。然而对很多内容还是一知半解，越不懂，越想弄懂它。一次门诊的时候，我偶然听到患者在讨论一个"降牛大教室"的群，就跟他打听。他说主任病人多，很多疑问在门诊不可能详细解释，进入这个群就可以和大家一起学习讨论，有不懂的还有机会亲自问主任，于是我立刻行动起来加入了大教室。在这里，有很多跟我一样的"牛人"（银屑病俗称牛皮癣，故银屑病患者有"牛人"之俗称），他们来自各行各业、五湖四海；在这里，没有异样的目光，大家互相安慰和鼓励，同时有组织地学习广汗法，指导自己的健康生活方式。

感谢银屑病，如果不是它，我不会遇到张老师，不会遇到这些可爱的人，更不会有我的新生。

（五）学会放下

断断续续看了不到1年的门诊，2015年12月我停药休整，过着三点一线的上班生活。至此，我已不再绝望，心态平和，每天按照广汗法生活处方过得很惬意。几个月后，当我脱了衣服，看到了让我目瞪口呆的一幕，除了左小腿内侧的一小块，我身上的皮损几乎全部消失，连印子都没有留下。看到这一幕，我哭了，妈妈也不停地流泪，是喜悦的泪水。回想曾经治疗的一幕幕，恍如前世，我重生了！

（六）遇见

“世间一切，都是遇见。就像冷遇见暖，就有了雨；春遇到冬，有了岁月；天遇见地，有了永恒；人遇见人，有了生命。所以世界最美好的事情，莫过于遇见。遇见仿佛是一种神奇的安排，冥冥中已经注定。”

感恩，与银屑病的遇见，与广汗法的遇见，与张英栋主任的遇见，与大家的遇见。

（七）纯中医病房

2016年1月7日，纯中医病房成立；2016年4月初，我来到了这里，成为广汗法团队的一员。更好地践行着广汗法生活处方，把我的经验传递给更多的人，使病人远离痛苦，恢复健康。

初见病房，我的第一感觉是简陋，3个医生，没有护士，没有治疗室，没有办公室。此时，我真的心疼主任，我无法想象，面对这么多病人他们是如何工作的。督灸治疗的时候，没有治疗室，只能使用通风好一点的病房；没有甩干机器，就把打碎的姜末用手一点点拧干；没有排气扇，就用电风扇顺着门口把烟吹出去（那段时间，总有人问是不是着火了，四楼的烟味浓得一楼都可以闻到）；那时候医生们每天写病历到半夜两三点；那个时候……

作为病房的第一个护士，我见证了纯中医病房发展至今的不易。

而今，纯中医病房已过了3周岁，病房条件好了，各种设施齐全了，治疗手段也日渐完善。我见证了病房一路走来的艰辛，见证了广汗法的神奇疗效。我相信，广汗法纯中医病房一定会在张主任带领下，为越来越多的患者照亮希望之路！

第二节 抢饭吃的小豆豆

纯中医病房收了一个调皮的小豆豆，本姓bu。

这孩子，人不大事儿挺多。奶奶说："这孩子特别淘，每天事事儿的，哪儿哪儿都有他的事儿，在学校里就爱多管闲事儿，人小鬼大，每天最爱干的事儿就是和老头老太太们唠嗑，聊的还可开心呢……"

打量了一下孩子，瘦小虚弱，面黄肌瘦，肋外翻。全身散在斑丘疹，上有白色片状较硬鳞屑，瘙痒不明显。问了一下孩子的情况：

问："孩子白天精神怎么样？"

妈妈："精神特别足，特别兴奋，躁动，脾气特别大，爱发脾气。"

问："晚上睡得怎么样？自己能不能叫醒？"

妈妈："根本醒不来，睡得特别沉，不容易叫醒，有时候晚上叫他尿尿，迷迷糊糊地尿了之后，白天问他晚上干了什么，他都不知道自己起来尿过。”

主任:“中午睡午觉吗?”

妈妈:“让他睡,根本不睡。”

问:“孩子出生的时候多重?”

妈妈:“七斤(3.5kg)多。”

问:“吃饭怎么样?”

妈妈:“小时候还可以,自从开始去学校时脾胃功能就差了,容易呕吐,吃了不少中药,呕吐好转,但还是挑食,不爱吃饭,变得比较瘦小。”

妈妈还说:“孩子平时比较容易生病,在很多地方看过。小时候一年四季手脚都是凉的,我们还给他弄了个洗脚盆,专门给他泡脚,但是手脚还是不热。一年前开始有这个银屑病,治疗一段时间效果不明显,一直这样……”

综合分析了病情之后,主任给出了这次住院的治疗方案:“先注意孩子的吃饭、遗尿问题,食欲好了,遗尿少了,身体强壮了,皮损自然而然就会好转。”

暑假期间,住院的小朋友比较多,豆豆和别的小朋友发生了矛盾。经过医生和护士的耐心开导,很快就和好如初了。

其实,豆豆容易发脾气与他的身体状况有关。脾肾不足,会导致情绪不好,所以平时就比较躁动。其实,豆豆还是挺懂事儿的,知道爱护比他小的小朋友。

经治疗1周后,食欲明显增强,和家人抢饭吃(从家里人求着他吃,到控制他的饮食),也不挑食了。用奶奶的话说:“现在吃饭比较香,饭看着就想吃,不让他吃还跟我急,之前根本不想吃饭,一点食欲都没有。”脾胃苏醒,脾胃运化功能好转后,食欲增强,孩子的面色也逐渐红润了。

对于遗尿的治疗也是很成功的,从晚上叫不醒,遗尿

1 周 3～4 次，到自己晚上能醒来去小便。第 16 天，仅尿了 1 次，由于奶奶带着他见了一个好久不见的亲戚，白天玩得很开心，晚饭吃得比较多，夜间睡得比较沉，除此之外一直没尿过，有一次夜间流鼻血自己都知道，这是巨大的进步。

经过近 20 天的治疗，手脚凉及上身出汗偏多也逐渐改善，皮损变红，中间消退，留下白色印迹。

正如主任一直强调的："治疗是综合调理，人是一个整体，皮损只是身体出现问题的一个表现，整体调理好了，皮损自然而然就会消退。"

第三节　黑暗中的灯塔

引言：

生活中，形形色色的路人与我们擦肩而过。

有这样一群人，沐浴在阳光下却犹如生活在黑暗中，没有指引，没有光明，他们在黑暗中挣扎、彷徨，寻求那一抹指引他们前行的光……

纯中医病房的汗友们（接受广汗法治疗的患者，相互之间称汗友），在结识广汗法之前，大都有过这样的经历；他们带着不同的故事，有的给人教训，有的引人落泪，有的引人深思……

她，是个开朗健谈的女孩。有一次，一些不愉快的事情，使我心情沉闷，躲在角落里偷偷落泪，她走过来问我怎么了，安慰我；她告诉我，世上除了生死，都是小事，并且给我讲了她自己的故事。从那以后，我便记住了这个姑娘。

（一）为什么

高三的时候，宿舍比较阴暗潮湿，她的身上起了小红点，当时以为是湿疹，也不在意，在县城随便找了一家诊所，当时医生看了她身上的小红点，说是“银屑病”。当时她根本不明白什么是银屑病，也忽略了当时医生怜悯的眼神。回到宿舍之后，她上网查资料，搜索出来的资料让她的心犹如坠入冰窖，当时只有一个念头，就是“我这辈子完了……”

在诊所治疗了2个月，病情未见好转，随后又心急如焚地求诊于另外两位中医大夫。4个月过去了，皮损没有任何变化，反而还有新发的小疹子，当时她很绝望，不停地问自己为什么会得这个病，却没有人能告诉她答案……

一段时间的消沉之后，她明白了，如果放弃，这辈子就真的完了，因此她开始了艰难的求医之路……

（二）求医

2007年，她找到通辽市某医院的一位西医大夫，大约治疗了2个月，皮损接近痊愈。然而冬重夏轻，一到冬天，病情就会加重，所以每年冬天都会四处求医。4年中先后试过蒙医、中医、西医，医生看了不少，药用了不少，大到北京等大都市，小到各个县城，走访无数，而病情却始终得不到好转……

（三）自愈

2011年5月到8月，她记得很清楚，这是她度过最开心的一段时间。正好是假期，她没有来自学业的压力和担忧，精神和心情都非常好，整个人都很轻松。就在这段时间，神奇的事情发生了，她在没有接受任何药物治疗的情况下，皮损竟然痊愈了，这是她患病以来唯一一次身上没有任何皮损的一段时间……她说到此，嘴角都上扬了。

但好景不长，美好的日子并没有持续多久……

（四）压力

2011年10月，她求学于北京，学习法律，需要理性、缜密和敏捷的思维，善辩的口才以及独立的判断力，再加上她自己的性格争强好胜，每天不停地看书—学习—自习，压力特别大。再加上季节变化，疾病再次复发。之后大约4个月的时间里，她尝试了千奇百怪的方法，比如用绿豆水擦洗、用香蕉皮去擦拭等等，没有任何效果。看着自己“满身疮痍”的身体，再加上“不死的癌症”的说法，肉体和精神的双重折磨，使得生存还是毁灭成为她每时每刻都在考虑的问题。

2012年春，她在河北廊坊找到了一个偏方，这个方子很有效果，但副作用也很大，用方之后，全身水肿，肠胃功能减弱，2个月后只能停药。回想起来，她也挺后怕的，或许是重金属类的物质。

2012年冬，她就诊于北京大学人民医院某教授，服用百令胶囊等药物6个月，无效。2013年9月，就诊于北京大学人民医院另一教授，先后采取了光疗、贴药等治疗，无效。之后，教授让她内服甲氨蝶呤，外用得肤宝（钙泊三醇倍他米松软膏）和他克莫司。病情得以控制，但是也注定了她从此再也离不了甲氨蝶呤了……

2016年2月，她做了急性阑尾炎手术，术后恢复较慢，住了1个月的院，输了大量抗生素，身体极度虚弱，心情也不好，导致银屑病（牛皮癣）加重。出院后继续内服甲氨蝶呤，外用得肤宝，虽然皮损得到了改善，然而精神差了许多。

机缘巧合下，她遇到了呼和浩特一位中医大夫，之后几个月一直接受中医治疗，停用了甲氨蝶呤。这段时间对她来说真的是一半天堂一半地狱，开心的是经过一段时间的治疗，精神状态及肠胃功能得以改善，但是皮损由之前的四肢几处核桃大小发展成全身点滴状，小腿、胳膊肘以及背部有连成片的趋势……她不敢出门，不敢与人交流，身心遭到了巨大的打击，感觉前途一片黑暗。

她走过了大多数银屑病患者走过的路，四处乱撞，头破血流，越治越差，挣扎，迷惘，绝望……

（五）学习型患者

偶然间，她在网络上看到了山西省中西医结合医院的张英栋医生提出的广汗法。她觉得张英栋主任的理论非常新颖并且很有道理，与她以往的治疗完全不同。她在网上买了书，对广汗法进行了系统的学习。一扇门开启了，就像一束光照进了黑暗的心田，她绝望的心复苏了。于是她来到了广汗法纯中医病房，接受纯中医治疗，不打针，不输液。她感到很踏实，因为她知道从现在开始身体的每一点点变化都是由内而外的，没有外在激素或者免疫抑制药物的干预和影响。

（六）“赠品”

没住院之前，她最害怕的就是来月经，每次痛经发作她都头冒虚汗，身体疲软，呼吸不畅，痛得满床打滚，有时会痛到呕吐，没有胃口，需要卧床休息。入院的时候，医生询问病史，得知她有痛经史时，就把痛经作为治疗的主症。住院 1 周的时候，恰好来月经了，她以为还会和以前一样痛的流泪，结果却是做了针灸之后在床上休息了一上午，情况就好转了，下午直接就可以下地走动了，而且能吃一些食物，不呕吐了。

（七）冰与根治

住院四五天时，她惊喜地发现，以前常年冰冷的四肢，居然在日常中也渐渐发热了。而更让人惊讶的是，她身上的皮损在不知不觉中变薄了，越来越散，有的皮损出现了回缩和中空的迹象。她说到这里的时候，整个人都焕发着一种光彩，非常耀眼。她感慨：“中医好神奇啊！明明关注的是痛经，调理的是身体，从来没有针对过皮损，而皮损却慢慢开始退了，还有什么事情能比这更让人惊喜呢？！”

回想多年全国辗转求医的经历，她早已不相信所谓根治的说法，一旦有人跟她介绍哪位大夫或者方法能够根治牛皮癣，她就在心中给他们贴上“骗子”的标签。唯有这次，唯有现在，唯有经过学习和体验经由张主任深入浅出讲授的“广汗法”理论，她才懂得关注整体健康，立足长效求速效，做好生活处方，就可以根治。

她笑着说：“结合自己多年的病史、感受和经验，加之自己亲身住院治疗后的变化，我带着欣喜和感恩相信，牛皮癣真的可以被治愈。牛皮癣的治愈，是身体长久的健康，是彼岸，而张英栋主任的‘广汗法’就是彼岸的灯塔，给众多牛皮癣患者以希望和方向。对广汗法的信心和运用，就是手中的桨，我身边如家人般的医护人员就是顺风，共同帮我们早日抵达彼岸。我也深知，即便已有众多的有利条件和帮助，我自己以及长长久久的行动才是抵达彼岸最重要的因素。”

现在她已经出院半年了，上次门诊见她的时候，还是7月，她牵着男朋友的手，笑靥如花，很开心地告诉我，身体各方面都在朝向好的方向发展，感觉到了从未有过的轻松。她跟我说：“加油！广汗法路漫漫其修远兮，吾将上下探索而实践。”看着他们十指相扣走远的背影，我在心里默默为他们祝福……

第四节　我的前20年——漫漫求医路

“我得到了名利，却丢掉了健康，透支了生命。”

有人说，世界上最幸福的事就是拥有健康的体魄和平静的灵魂；对人生来说，健康并不是目的，但它是第一个条件，没有了健康，一切是零。

犹记得 20 年前，结婚刚 1 年，工作收入也比较少，只能带着妻子和刚出生几个月的孩子租房，房子朝阴照不到太阳，一到下雨天就特别潮湿。为了能给妻子和孩子创造更好的生活，我每天认真工作，晚上加班到很晚，慢慢地事业也小有成就，一切都在向着好的方向发展。然而就在此时，命运跟我开起了玩笑。

1997 年秋季的一天早晨，刚起床，比较凉，我梳洗好，准备出门的时候，发现头特别痒，用手挠了几下，发现不对劲，平时一贯喜欢干净的我竟然有大片的“头皮屑”，仔细一看，还有一些红色的小点，我很不解，于是下班途中去了医院，让皮肤科大夫看了一下。我永远不会忘记那一刻，当时大夫检查完告知：“这是银屑病。”银屑病？什么是银屑病？当时的心情是不解、矛盾、恐慌，感觉心口有块石头堵得慌。浑浑噩噩回到家，不敢把得病的事告诉家人，自己先上网百度一下，大致了解一下。百度出来的很多关于银屑病患者的皮损图片，让我意识到这个病的严重性，很多人把银屑病喻为“不死的癌症”，就算住院治疗和用药也不能治好。我的内心受到了很大的打击，想到以后自己的皮肤会惨不忍睹，会给家人带来影响，瞬间感觉整个人落到了谷底，之后的每一天，我的生活和工作都蒙上了一层黑影，看不到希望，每天只会借酒消愁。

从来没有觉得时间过得如此慢，每天压抑着自己的心情，无法释放，终于有一天疾病暴发，皮损由开始的头部到后来遍布全身，体温升到了 38.8℃。妻子看到我的变化后，由开始的震惊害怕到后来的心痛，意识到了事情的严重性，强烈劝我住院治疗，于是在家人的陪同下第一次来到县医院。经过大夫的诊查，首先给我用了一些退热药，先解决体温高的问题，其间又开了一些外用药，住院期间每天打点滴，在家人的陪伴下住了大概半个月院，在出院的时候大夫再三嘱咐我，回家后一定要戒酒，不能吃发物，我谨记于心。不久后我惊喜地发现，皮损已经大半消失，这次住院结果让我重新对生活燃起了希望，原来银屑病没有我想象中的可怕。

有人说，一个人内心的痛点可以随着时间的流逝抚平，我亦如此，身上的皮损经过第一次住院退了大半，心情每天都很舒畅，生活又回归了正常的轨道。然而很多自认为美好的事情总是会偏离预想。

1999 年春节过后的一次老同学聚会，甚是高兴，多饮了几杯，由于是冬季，回家路上气温很低，到家倒头就睡，次日醒来感觉浑身不舒服，打喷嚏，流鼻涕，扁桃体发炎，体温 39.1℃，当天晚上扛不过去，去了家附近的门诊，医生建议打点滴，输一些消炎药和感冒药，果真第 2 天热退了，身体也轻松了很多；过了大概 3 天，被我“抛之脑后”的银屑病竟然再次出现，皮损又一次大面积暴发，比第 1 次更加严重。怎么会这样？这次摧毁的不仅是我的皮肤，还有我的意志。希望到失望最后到绝望的心情无处表达，绝境之处唯一的光明与温暖是家人对我的关爱与理解；那段时间请假在家，妻子和爸妈每天无微不至地照顾和开导，让我没有真正陷入绝境，虽然每天的心情依旧沉重，但我坚持没有借酒消愁。

经过了一段消极压抑的生活，有一天，妻子对我说，她发现了一家皮肤科医院，经人打听，治疗皮肤病效果挺好的，建议我去看看。在妻子和家人的陪同下，抱着一丝希望，来到了省城太原一家皮肤专科医院进行治疗，每天依旧是输液、打针，再加上光疗和一些说不出名字的外用药，10 天后的治疗效果还是挺明显的，慢慢皮损消退了很多，妻子和家人看到这些变化后很是高兴，我对以后的治疗更加充满了信心。出院回家后继续遵循大夫的嘱咐，坚决不喝酒，不吃发物，每天都会出去运动，但是自我感觉精神还是很差，睡眠情况也不好，还伴随着便秘，经常会感冒，不过再也没有发过热。身上的皮损还是会有新发的，呈大片状，而且比以前更厚更硬；本以为经过 2 次住院治疗，这病应该治得差不多了，但重新燃起的希望之火再一次被现实扑灭，感觉自己快抑郁了，每天闭门在家，一种从未有过的自卑感让我彻底失去了对生活的希望。

就这样，时间过去了 5 年。5 年间继续涂抹一些成分不明的外用药软膏，加之药浴、口服药，在一个比较出名的皮肤科大夫的推荐下，我每周也都会在家人的陪同下去做 2 次光疗，还要注射一种生物针剂；皮损在这些治疗的作用下大面积消退，5 年中通过这些治疗的维持，皮损基本没有再起，偶尔会星星点点起一些，但精神状态依旧不好。

生活负重前行，时光在流逝，我努力让自己不因这病影响生活，转眼间又十几年过去了，家人老了，孩子上大学了，我这病依旧是不好不坏，难道是治疗方向错了？于是我改为找中医，经人推荐跑过很多地方，其间接触过一些算是出名的中医大夫，用过无数中医偏方，每次看完病回家都会提回很多中药，药方基本都是些清热凉血解毒药，还有些成分不明的药物，日复一日，年复一年，药吃了很多，药膏也涂了很多，还是不见好，感觉这病竟然如此顽固，钱财花销撇在一旁，这些年为此心力交瘁，看着家人因为我也受了不少累，看着自己在求医路上日渐虚弱的身体，我决定，不治了。就这样过完下半生吧。

黑夜无论怎样漫长，白昼总会到来。有人说：永远不要放弃自己，挫折和不幸是短暂的，而希望和幸运却可能随时随地降临。

2016 年在网上看到了张英栋主任写的关于银屑病的文章，从文章中了解到，张英栋主任用纯中医方法治疗银屑病，于是我抱着试一试的态度来到了山西省中西医结合医院。第一次见张主任是在门诊，记得那天前来找张主任看病的人很多，好不容易托人挂了号，焦急地等待面诊。人越来越多，他们都兴致勃勃地交流着，每个人脸上都挂着微笑，一点看不出患病的痛苦，我满腹疑惑地忍不住加入进去。通过和他们交流，我发现张主任的病人和其他医院的病人不一样，他们热情、乐观。当时我就很好奇，是怎样的医生塑造出这样的患者？见到张主任，第一印象是年轻，在交流过程中感觉张主任和蔼可亲，知识渊博，我有一种莫名的心安、信服。他详细询问了我的病史，问我："平时出不出汗，感觉哪凉哪热？"我心里甚是纳闷，出汗与这病有关系吗？我说："平时都不怎么出汗，下肢比较凉。"张大夫又问了我的精神状态、大小便情况，为我把脉、看舌苔，还问了我平时的生活饮食习惯，并向我讲述了得病的原因等。张大夫告诉我，回家以后要适当多晒太阳，适当多运动，让全身暖暖的、潮潮的。张大夫又问我："你平时喝酒吗？"我很坚定地回答已经戒酒很多年了，现在滴酒不沾。然而张大夫的回答让我很是吃惊，他说："这次回家后可以适当喝温酒，适当吃一些发的食物。"这时，我才听说了"广汗法"。临走时张大夫嘱咐我："这次回家后，把以前吃的药都停掉，1 个月后再来门诊复查。"

得病将近 20 年，失望、绝望、痛苦过，为了治病，全国各地奔波，人生的百般滋味都在心头，就在我即将自弃的时刻，遇到了张主任。回家后上网搜了关于张主任的所有书籍和文章，也看了他和患者的互动，发现张主任书中写的理论很有创新，又自成体系，很有说服力。第一次门诊后，我每天都会在家看张主任的几本书，学到了很多；仔细研读，发现了“给邪以出路”的理论，让我眼前一亮。张主任的“广汗法”就像是为疾病打开了一扇大门，让它们统统跑出来，没有了根源就不会再生长了。了解了这些，我更加充满了信心。

我把以前吃的药全部停掉，虽然皮损因为停药的原因越来越多，但我一点也不担心，因为我相信“广汗法”，每天早睡早起，适当运动、多晒太阳，注意保暖，关注出汗，饮食遵照“广汗法”的要求也有了很大变化，尤其是每天吃饭都会小饮几杯，吃点发物，以促进身体温通。家人最初不理解，后来每天提醒我正确践行“广汗法”生活处方，这让我很欣慰。

功夫不负有心人，第 3 周，出汗变好，身上的皮损开始变红，但下肢还是偏凉。1 个月以后，再一次在门诊找到了张主任。张主任见我的第一句话就是：“你这变化挺好的，继续坚持。”并建议我住院治疗，给身体一个更系统全面的调整。

在纯中医病房治疗的 4 周，是我 20 年看病历程中身心最放松的一段时光，从来没有遇到过这样的中医治疗；从来没有遇到过这样的医生护士；从来没有遇到过这样的病友……记得每日电针、火针时痛并快乐的感觉；记得每日服中药，特别是服“三联”配酒喝时那辣辣的劲；记得汗友们亲如一家人，彼此给予的慰藉、学习、支持；记得医生护士们每天医患交班，张主任查房的“碎碎念”，对我不厌其烦地教导、询问、关心……

4 周住院期间，我收获的不仅是身体的温度，也有心灵的温度。经过系统的治疗和调理，我学会了通过增减衣物达到正汗的目的，使身体达到全身微汗（注：患者可以直接理解为热而无汗），也学会了借助适当饮酒和吃发物达到身体温通的目的，而身上厚硬的皮损大面积扩散、变薄、消退，以前有的便秘、头晕等症状也都消失无遗。张主任说过：“想要病好，就要调理好全身，让身体处于健康的状态，才不会生病。”出院之后的几个月，每天继续践行“广汗法”的生活处方要求，保持全身微汗，做到“四多两温度”，忘记病，关注汗，以整体健康为目标，直到现在，精神好，吃得好，睡得好，身上的皮损也全部都消退了，偶尔会起几个小点，也是在提示我生活处方哪儿做错了，让我成为自己的医生，为自己的健康保驾护航。

这个世界，黑暗总是与光明共存，我们无法逃避黑暗，但是我们永远可以选择拥抱光明。20 年的银屑病治疗史，从最初的迷失自我，陷入绝望痛苦的深渊，到现在遇到广汗法团队，见到光明，重塑希望、未来。我会时刻提醒着自己与家人朝着正确的生活方式前进。

坚持终将成就美好，但前提是，方向要正确。

第五节　我的儿子是“牛”人

我的儿子李继中（化名），9 岁，一个能说会道、桀骜不驯的小家伙，他的聪明加上瘦小灵动的形体，每一个见到他的人都不自觉地叫他“小玩猴”，他也自诩“美猴王”；一起玩耍的孩子们的世界里，他也确实了不起，他那核桃大的脑瓜壳里尽是些出奇制胜的点子，故而孩子们前拥后簇，服从调遣，整个小区里都是他们呼啸而过的身影，此起彼伏的动静俨然是个花果山；小区里的住户虽然有时也厌恶他们的折腾，但是毕竟自家的孩子也在其中，不是“金角大王”，就是“雷公电母”，反正每一个人都有名号，都乐此不疲。因为继儿嘴巴甜得很，招叔叔阿姨待见，何况他们玩耍的内容纯属天性使然，绝无劣迹可寻。这样一来，家长们在小区碰见我的时候，硬是把已经跑到嘴边的批评委婉地说成了“你的儿子真牛，是个牛人”。她们所说的牛人，是说我儿子点子多，有号召力。

然而，言者无心，听者有意。

我每每听到这些话，就感到异常难过，因为我的儿子确确实实是个“牛”人——牛皮癣患者，我也是！这个病有个官名，叫银屑病，它来到我的世界有十几年了，深深折磨着我，我的痛苦难以言表。

当我是“牛”人的时候，我活得异常心累，每天战战兢兢，生怕皮损发出来，让人望而生畏，这是我致命的软肋；我内心的焦灼和忧虑时时让我惶恐，所以我就成了生物制剂的奴才，我必须听它们的话，定期服药打针，不然我就得承受它给我的惩戒——皮损发出来。为此我不敢出声，不敢偷懒，我在拼着命依顺它们，虽然知道它们并不是什么善主，它们正悄悄摧毁我的身体，可是我又能如何？我唯一期盼的就是千万别让我的儿子趟进这浑水，永远不要！直到有一天我的儿子也成了“牛”人，我的人生顿时黯然。我想一定是我不够坚强，不够勇敢，才让我儿子来分担这份苦难。可是这非我意愿，上天为何要让他来承受这种不幸呢？

一天晚上我打开手机，微信群里又冒出一个看似熟悉的名字张英栋。其实我关注他和他的“广汗法”很久了，只是我个人对中医有偏见，我觉得这样重的病，不死的癌症，全世界的难题，医学界对发病机制尚不明确的情况下，单靠中医怎么能治好呢？但同时，我又深知西医治疗的危害。我的切身体会告诉我不能让孩子重蹈我的覆辙，为了我儿子，我应该去尝试一种绿色的、安全的、可持续的方法。于是我开始上网收集一切关于广汗法的资料，恍然间觉得像是发现了桃花源一样的新奇，了解得越多，我越迫切地想让继儿接受纯中医病房的系统治疗，于是马上预约门诊，张主任让停药 1 个月，然后就是住院治疗。

2017 年 2 月，继儿入住纯中医病房，住院治疗 23 天，整个住院期间未输一滴液体，未进一颗西药，全都是纯粹的中医手段，这一点让我颇感心安。真切感受到来自全国各地那些痊愈的患者的喜悦，我开始相信继儿也能好。就在出院时，我们看到“神奇”的效果，继儿全身皮损明显变薄，大部分消退。更“神奇”的事情是，我们回家后践行住院期间学到的广汗法生活处方，比如他平日挑食，我就给他控制食量，保持食欲，专门让他吃不喜欢吃的食物；他爱玩但容易困乏，我就让他按时休息，起居有规律……出院后的更长时间里，皮损全都消退了，而且孩子的身体素质明显变好。看着这一成果，我发自肺腑地叹服张英栋主任的中医功底，确实了得。

继儿皮损的消退只是通往整体健康路上一份小小的奖励，这并不代表他就达到了目标，在这一点上我没有被喜悦冲昏头脑。我在住院部看到很多患者皮损都消退了，他们还要再去住院，只是为了让自己的身体各方面尽可能达到正常状态，对疾病的治疗才能达到长效，我对这一点深信不疑。所以当继儿出汗不匀的时候，我知道他需要去纯中医病房回炉再造了。2017 年 8 月，巩固治疗 2 周，汗出变均匀，整体功能又上一个台阶，甚是欣慰。在继儿整个住院期间就围绕“控汗”两字做工作，成效显著。

住院期间，除了常规的学习，我还有幸问过张主任一些问题，使我对广汗法有了更深入的认识。现分享一部分给大家：

问：广汗法就是让出汗吗？是不是越多越好？

张主任：当然不是。正确的出汗是让易出汗的部位不出汗，不易出汗的部位似出非出，调整人体功能，恢复正常汗出，在给邪出路的过程中，让汗成为一种“药”，产生一种对人体有益的、健康的、持续的作用。

问：健康是正常，与正常相对的是不正常、障碍。那我们生活中正常的出汗应该是怎样的？

张英栋：既病防变，未病先防，汗出正常是我们身体由不健康到健康的一个里程碑，正常的出汗就是似有似无，长时间的，缓和的，全身均匀出汗的状态。而很多患者皮损的地方是无汗的，小腿部位也是不易出汗的，额头、前胸、后背等处容易出汗。这就不是我们要求的正汗。

问：照您这样说，除了常见的头部、颈部等出汗外，小腿也会出汗吗？

张英栋：对。认识“出汗障碍”，首先要关注小腿会不会出汗，小腿会出汗的“健康人”不足 5%。而事实上，小腿前面是有汗腺的。身体体表有无数的汗孔（汗门），有的年久失修，有的堵塞，有的开大了无法关闭……如果整个身体的汗孔处于均衡、和谐、协调的状态，人应该就是健康的，这就叫“测汗知健康”。

由此可见，“汗”是一门大学问。

初识广汗法的人很容易走入一个误区，通过字面意思就断言广汗法就是要让患者全身大面积出汗，甚至有患者道听途说，不加考证，就去实践，往往收效甚微，甚至有一部分患者出现病情加重的情况，于是开始怀疑广汗法的正确性。对于有幸接触广汗法的患者，却又浅尝辄止，只因其望文生义而没有起到应有的作用，我感到很遗憾。广汗法还有一个学名叫“正汗指征诊疗体系”，就是在诊疗过程中通过人体的汗出情况这一客观指征去评估身体的状态和治疗的成效。

在银屑病患者群体里，普遍存在汗出障碍的情况。所谓汗出障碍，包括很多，如汗出过多或无汗、汗出不匀、汗出不续、汗出不稳、汗出不解等情形。控汗是立足于人的整体健康，调整机体，使之恢复正常汗出。

皮损消失了，继儿再次入院了。随着一次次深入认识广汗法，我们已经消除了恐惧，我们相信只要广汗法在，就会有彻底的胜利。我人生的失色就是因为牛皮癣，现在我已经知道人生的新方向，我重生的太阳升起来了，这都是因为我的儿子，他的希望照亮了我的世界。我相信我的世界会重新绘出色彩，我也想要自己真正“牛”起来……

第六节　再次升起的太阳——遇见广汗法

驱走一片黑暗的，或许是一束光，而驱走整片黑暗的，则必定是那普照人间的太阳。天空的太阳也许不能在夜晚长存，而内心的阳光却可以在黑暗中永远照亮自己的内心。当一个人的内心失去太阳，失去光明，他的人生将如何继续。

2016 年 10 月我在门诊遇到这样一位中年大哥，姓高，东北口音，言谈幽默，穿着比一般人厚实，掩饰不住的疲惫感。通过交流得知，他患银屑病已有 10 余年，通过网络得知山西张英栋主任“广汗法”可治疗银屑病，特地从很远的东北坐 10 小时的火车来到了山西太原。仔细观察，高大哥暴露出的皮肤都散在分布红斑、鳞屑，比较厚硬。

第二次见到高大哥是在住院部，通过平时接触，感觉高大哥非常和蔼可亲，无论是和其他汗友还是和医护人员之间相处，都像一家人一样，信任，友好，带给人温暖和满满的正能量。然而一个人外表的微笑终究掩饰不了内心的伤痛。平时路过病房，经常会发现高大哥一个人安安静静坐在窗前，看着外面的天空发呆。有一天夜间查房，经过走廊看到高大哥一个人在外面坐着，神情落寞，于是我微笑着走过去和他寒暄了几句，询问了他最近住院的变化。聊天中，他给我讲了自己的得病及治疗过程。

"从 1990 年开始，我一般每年扁桃体发炎或感冒 2～3 次，医生大都采用头孢类抗生素，见效明显。2002 年夏季的一天，上班途中，感觉左脚踇趾甲根部出现疼痛，过了几天，疼痛愈加明显，趾甲变软，头部也有小红点，比较痒。天有不测风云，就在此时，我遭遇了事故，右手小指骨折入院进行了手术，为防止感染医生连续为我使用抗生素。出院半个月后，发现趾甲、指甲都出现病变，甲板出现了混浊，指甲板变厚，甲面凹凸不平，于是忐忑不安地到当地医院就诊，医生诊断为灰指甲，让我不必太担心，开了一些口服药，回家后的一段时间，陆续服用了大约 10 盒斯皮仁诺（伊曲康唑口服液）。几个月后我发现，头部的小红点由原先的微小点状变成了块状。当时，也只是在门诊买了一些激素类软膏，用于涂抹皮损部位，时好时坏。

"2007 年的秋天，在北京 304 医院（现解放军总医院第四医学中心）进行皮肤检验，被确诊为银屑病。诊断结果出来的那一刻，我的内心深受打击、震惊，不敢相信，不愿相信，到最后的失望而归。但我终究没有放弃治疗，没有放弃自己，在家人的支持和鼓励下，打听了很多治疗银屑病的方法。不久后，第一次赴辽宁兴城疗养 55 天，其间通过泡温泉、做光疗，全身的皮损消退很明显，但趾 / 指甲变化不大，皮损依旧厚硬。回家后，大部分皮损的消退也给了我和家人很大的慰藉，对以后的治疗有了更大的信心，我的生活又算是回归了正轨。

"然而上帝总喜欢跟我开玩笑，在我看似平静的生活中制造点漩涡。回家不久后，全身又出现了点点滴滴的小红点，并逐步演变为大片皮损，比原先更加厚硬。人在得病后总是会没有方向，失去理智，四处乱求医，只为抓住那很微小的一线希望。2009 年春天，经朋友推荐，我开始口服甲氨蝶呤片 + 叶酸片。"

至今仍深刻记得，高大哥当时的痛苦表情。他说："那段时间看着日渐增多但却不见消退的皮损，心情甚是急躁、焦虑，也可以说失去了理智，每次服药，都会自作主张加量。最可怕的一次是，我一下子吞掉了 1 周的量，整整一瓶。"说到这里，高大哥眼睛泛红。他说："因为服用过量，第 2 天起床时，发现皮损处有血水渗出，口腔大面积溃疡，全身剧烈疼痛，稍微动一下，都是那种撕心裂肺的痛，更别说下地走动，就那样一动不动地躺着，看着天花板，身边没有一个家人，当时感觉自己的整个世界从此失去了太阳，失去了希望，只有无尽的黑暗和绝望。电话一直在响，直到单位同事发现了我的异样，将我及时送到了医院，挽救了我濒死的生命。经历了这一次可怕的事以后，我开始停药静养 1 周，每天闭门在家，慢慢的，趾 / 指甲和皮损都见好转，但出现脱毛发现象。2012 年 8 月开始，我选择继续泡温泉、做光疗，维持病情不恶化。"

疾病最残忍之处在于，让人无助和绝望。然而沉沉的黑夜都是白天的前奏。2016 年 9 月，通过网络得知山西张英栋主任"广汗法"可治疗银屑病。从此他的世界开启了光明，燃起了希望。

经过好大夫平台咨询，首先购买了张英栋主任写的书籍学习。10 月初第一次门诊，因学习不够，认识不透，未停止泡温泉、做光疗，而没能入院治疗。随即，按医嘱学习和整改，10 月底再次赴院，才得以住院治疗。

多年的求医路上，坎坎坷坷，应用生物制剂，滥用抗生素，做光疗等等，不仅摧毁他的身体，更伤害他的心灵，改变他的性格。通过住院治疗，高大哥在广汗法团队的帮助下，深入了解和学习"广汗法"，理论加实践，不断进步，不断改变，他收获了很多，也改变了很多。虽然有时也会疲惫和落寞，但他看到了未来。他说："对于牛人（银屑病患者的俗称），在追求正汗的路上，争做逍遥宽心人，是不可或缺的。"

疾病是慢慢积累出来的，健康也是一点一点积累的，在漫漫的求医途中，不要盲目，应避免乱治、误治。我们应该静下心来，慢下脚步，理性思考，不断反省自己，给自己一点时间，给身体一点时间，直到遇到真正能治疗疾病的良医。无疑，高大哥，您是幸运的。愿您：每天微笑向暖，安之若素。

第七节　夜空中最亮的星——带着孩子来住院

每个人都会遇到许多坎坷和困难，很多事情是在无法预料中发生的，而体弱的我更要勇敢地面对疾病。

2017 年 1 月 15 日，我患了重感冒，嗓子发炎、起了白色大脓疱，2 天高热不退，于是我尝试了各种退热药、消炎药，终于热退了，嗓子里的大脓疱也破了，我以为这样就好了，没想到这却是噩梦的开始。这是我记忆中最严重的一次感冒，1 个月以后我的胸前与右大腿出现了 10 个左右鲜红的小点，经诊断是银屑病。这样的结果让我陷入一片黑暗。晚上回到家一脱衣服，我都要绝望了，原本只有胸前和右大腿上的几颗红点竟然一天之间全身都是，而且之前那几颗像爆米花一样的爆开了，绝望的我开始失眠，浑身无力，心情沮丧，越是这样身上皮损越多，当时的我感到特别无助与迷茫！但有病还得治，所以我去了中医院，那里的医生说可以不用激素，我选择了住院进行中药调理。住院第 1 天医生就开了一大包的中药，都是凉血的药物，一副药下肚我的胃已经承受不了。"老司机"的我觉得这不是长久之计。

黑暗中我到处搜索，就在一个小程序（APP）中浏览到一个广汗法的治疗方法，详细的治疗思路让我觉得靠谱，但说得很简单，没有医院名字，没有医生信息。接下来百度搜索，才知道原来广汗法团队是张英栋主任带领的一支团队，而且就在太原。我抓住了这根救命稻草。因为要停药 1 个月才能进行广汗法的治疗，所以在这段时间我都在认真阅读张主任的书籍，开始调整自己的生活状态，起居随太阳，和缓运动，饮食清淡，多食汤水。1 个月的无药日子里，起初一些小皮损会冒出来，但逐渐停了下来。我欣喜若狂，坚定地认为这就是黑暗夜空中的那颗星，是这颗星让我的身体逐渐健康了起来。

4 月 8 日我开始了门诊治疗，张主任提议我住院治疗，我因为工作关系一推再推，但每周的门诊治疗让我身体逐渐好转，各种症状如大便不畅、失眠、没有精神，以及胸前腰侧的皮损都在 1 个半月后悄悄消失了。不断的门诊和看书学习让我逐渐正确认识这个病，逐渐转变自己的生活方式，甚至指导我正确养育我的孩子。

终于抽出了时间住院。住院第 1 天就看到全体医护人员学习到深夜，这让我非常震撼！这样一支不断学习的团队，带领着一群期盼健康、充满希望的患者在健康之路上前行的状态，让我觉得我来对了。1 周的治疗，我和孩子都很愉快，并且变化明显。1 周的治疗转变了我对汗、对出汗、对控汗的认识。比如最简单的增减衣服就可以改变健康，以前竟然从没认识到。当我在炎热的夏天改穿长裤后，竟然没有觉得热，那种潮潮的、暖暖的感觉好极了。在我把短袖睡衣换成长袖后，肩膀、胳膊开始变得暖暖的，竟然手指在起床时会微痛的感觉也消失了。非常“神奇”，一个简单的习惯就可以改变健康。重新认识穿衣保暖的简单生活处方让我逐渐认识自己身体的问题，同时为什么我会生病的真相也浮出了水面。

孩子没有牛皮癣，但是他有很多其他的问题；我出院后带他住了几次院，每次都有意外的收获……“治一病，多恙并除”，说得真好！

意识决定认识，认识到了就要动起来。黑暗中迷茫的人难免会找错方向。没什么比在黑暗中看到那颗照亮前路的星，更让人感到幸福的了。而广汗法无遗就是那颗星。

感谢广汗法，感谢张主任以及广汗法团队的所有医护人员，照亮了我们每个追随广汗法的患者，在健康之路上不断前行。谢谢！

第八节　最美的行囊——扁桃体的重要性

茫茫人海中，不同的人会带着不同的行囊。而我认识一位汗友，他的行囊很特别。他走过许多的路，遇到过许多的人，他的行囊很沉很沉，沉到了足以震撼到我们的内心。

打开他的行囊，有感动、有无助、有满怀希望后的失望……

王小冬（化名），12 岁的小男孩，2015 年因为快放假了，参加了多项体育活动，放假后父母带他去旅行，身体劳累，引起“扁桃体发炎”，发热，体温最高 38.9℃，口服退热药、消炎药不详。1 周后，右膝关节下方擦伤处及前胸、背部出现散在疹点，后蔓延到全身……

小冬爸爸讲了一路走来治病的过程：

治病非常坎坷，不是几句话能说出来的。去年 8 月 15 日在我们当地医院诊断为“银屑病”，当时不知道该怎么做，孩子怎么能得这病，心里愧疚又感觉很无助。因为周围有得这病的人，特别难治。后来找老中医，口服中药 20 余日，药后效果不佳，全身暴发皮损，疹点密集、色红。这个时候皮损越来越多，已经遍布全身百分之九十以上。只有脚底没有，手心也有，肚脐眼也有，哪块儿都有。我儿子性格特别好，我们一直以为孩子没有当回事。有一次儿子跟我说：“爸爸，我们班只有尹某跟我好，只有他不讨厌我。”我才意识到孩子自卑了。他的老师也给我打电话：“必须给孩子治一治。孩子在学校没有小伙伴同他一起玩耍，他永远都是一个人躲在角落里，坐公交的时候永远戴一顶帽子，不把头抬起来。”

漫漫求医路。我们辗转尝试了很多，去过北京、上海等各地的大医院，吃过清热凉血的中药，输过液，口服“消银颗粒”“羚羊胶囊”，泡药浴、抹药膏，用过某莫斯、某三醇软膏、某莫米松乳膏，真是不胜其累，但是有的根本没效果，有的当时有效、过后更严重。

一次偶然，我在网上看到“广汗法”治疗银屑病，于是我就开始查阅、了解，看书，发现理论清晰，案例翔实。我觉得这是一个非常可行的方法。2017 年 1 月 13 日，我开始认识张主任，开始与广汗法结缘，取得了非常好的效果。

孩子刚来的时候皮损严重，扁桃体肿大，睡觉打鼾，呼吸不畅，严重影响睡眠。监测扁桃体结果显示，双侧扁桃体Ⅲ度肿大，整个咽喉壁只留一条很小的缝隙。大便不成形，挑食。腹部怕凉，“阳气内蒸”监测显示也是肚子偏凉。孩子是因为扁桃体发炎及发热后用药继发的银屑病，所以先解决扁桃体的问题。经过治疗，孩子的扁桃体在一步一步好转，缝隙越来越大，各方面情况都在好转，身上的皮损也在逐渐消退。

孩子爸爸感慨地说：“如果不是接触到了广汗法，孩子的扁桃体就保不住了。”他又说：“我带孩子去市医院，耳鼻喉大夫很严厉地训斥了我一顿：‘肿那么大了为什么不给切掉！’但是我一直很犹豫。就在这时，我接触到了广汗法，来到了山西太原，才没有把扁桃体切掉，得以帮孩子保住这个重要器官。”

我们身上的每一个器官都是有作用的。扁桃体就像哨兵，当外邪入侵身体时，它会及时发出报警，如果把扁桃体切掉，就相当于把我们的哨兵杀死，这时外邪会长驱直入，引起更大的疾病。

所以每一个人都要学习一点有关健康的正确的知识，不一定能给自己治病，但最起码可以帮助自己理性判断治疗方法的对错，理性择医，不至于酿成不可挽回的后果。

第三章 细节，以银屑病为例

第一部分 情境指迷，成败在细

学一次不如做一次，做一次不如错一次。

每个人都会走上熟悉的岔路，

确保方向，在每个细节上降吾（克制或者降服自己），

每一个情境，都是前车之鉴，珍惜、汲取……

【前言】

读了和懂了不是一回事。

懂了和做了不是一回事。

做了和对了不是一回事。

广汗法每天都是新的，因为每一天遇到的问题都是新的。

广汗法强调学习：学习型团队，学习型患者，学习型治法。

一直希望患者能够真正读懂广汗法，积累广汗法的知识，应用到日常生活，让正确的理念变为一种生活习惯，真正找回健康，赶走疾病。

如何能够做到，唯有跟上广汗法学习的步伐。

如果你“真的想好”，请与“慢”文字一起，在这个“快”时代中暂时放下浮躁，进行一次学习与修心之旅。

在我们纯中医病房住院的患者中，有 2 个很特别的患者，一个是宁夏某地的高考状元，一个是陕西某地的高考状元，现在都是名牌大学的在读学生。两个患者当时都是广汗

法中讲到的“阴”证，比较难治。但是，宁夏的那位女状元，住院后到目前为止，可以说彻底治愈；陕西的那位男状元，第2次住院时，身体很好，皮损全部消失，而第3次住院时，情况有反复，但是他自己能够找到皮损反复的原因，并且针对原因主动与医护协作，化不利为有利。

现象背后的规律最重要。我们经常说，不怕病重，就怕你不知道为什么重。

让规律变成客观显示的图像、数字是广汗法团队的责任；按照正确的规律，努力成为一个“不熟悉的自己”是患者的责任。

讲到按规律走，经常会想起一个场景：一次去河南少林寺，一位扫雪的大妈对一个踩雪的孩子说“多少好路你不走”。到达目的地，没有方向和路是最可怕的，但是有了好路却不走，同样也到不了。

指路、修路是医生的责任，但是走好路、用心在正确的路上走好是患者的责任。

有一些学者和专家觉得广汗法是一种明理法。我想其中有两层含义：其一，广汗法能使患者了解自己的身体状况，用正确的理念指导生活，理性看待疾病；其二，广汗法能让包括医生、患者在内的很多人，懂得如何围绕“汗”找回身体整体的健康。

所以，鼓励患者主动思考、积极学习，也是对待生活和善待自己的一种积极态度。

接下来，我们进入真实的情境，一起思考、学习、感悟……

（划线、角标的地方是思考和学习的重点）

【情境】

（一）小兰理性择医

小兰女士因为工作较忙，在一次感冒发热治疗后全身出现散在的绿豆大小斑丘疹，于当地医院诊断为银屑病。当时大夫推荐她用外用药膏并住院输液，她对此很怀疑[1]，就自己回去上网查阅搜索。她搜到了广汗法，读了相关的书籍[2]，觉得内容十分有道理，之后她按照书中所说的"汗法"，每天让自己出汗，一段时间后全身皮损有所减轻。但过了不久皮损又有所加重，她百思不得其解，便预约了广汗法门诊[3]。在门诊上，小兰将自己的疑问提出后，广汗法门诊大夫给她详细解答：广汗法不是出汗法，单纯地出汗并不能解决问题；正常的出汗有其严格的标准，治病期间我们不仅要关注汗出正常与否，其他如身体的温度、饮食的禁忌、大小便的正常与否等也都很重要。小兰这才知道原来广汗法是这样的。之后她住院治疗，积极配合，严格按照广汗法的要求来调整自己的生活起居[4]，身体越来越好，皮损"不治而愈"。

分析

【1】怀疑、不盲从，会理性择医。小兰一开始得病去看医生，大夫什么都没说，直接就开了外用药膏并且让住院输液治疗。小兰对此持怀疑态度，回去上网查阅各种资料，寻找正确的治病理念，充分体现了她不盲目信医。

【2】会寻求书籍的帮助。网上的信息鱼龙混杂，能鉴别哪些对身体有益，是需要智慧的。患者有读书的愿望是值得鼓励的，读书说明愿意明理。

【3】出现问题不盲目否定。有些患者了解广汗法之后，凭一知半解实践，出现"好转"就盲目乐观，出现问题就开始怀疑。"是不是还有什么问题自己没搞清楚"，有多少人会这么想？小兰在发现问题时能意识到是自己理解不到位，这是理性的态度。

【4】遵循医嘱，严格要求自己。小兰在纯中医病房住院治疗期间，通过学习和交流认识到病的根源，知道病是生活中不良习惯累积导致的，知道自己不仅要配合治疗，更要在平时的

日常起居中严格贯彻广汗法的生活处方。自由来自自律。

（二）**小伊害怕遗传**

小伊是一名银屑病患者，饱受银屑病折磨[1]多年，婚后一直不敢要孩子[2]，怕遗传[3]给下一代。

分析

【1】作为一名患者，她需要主动寻找靠谱的方法，而不是一味地受折磨。

【2】结婚以后"一直不敢"要孩子。小伊一直生活在恐惧中，生活在自己和家庭的压力当中，这都源于她对银屑病缺乏正确理性的认识。如果她能摆正心态，积极地寻找正确的治疗方法，对银屑病有了正确的认知，她的心理压力会减轻很多。

【3】小伊怕遗传给下一代，是对疾病遗传不了解。疾病遗传，传的是疾病的易感性，而不是疾病本身。银屑病是不遗传的，银屑病的主因是身体整体的失调，与其一味地恐惧遗传、逃避遗传，不如直面身体各方面的问题，让身体整体变得"中"（广汗法4个方面的"中"），让身体整体变好。

（三）**小美错误防晒**

小美认为自己是一个轻度[1]银屑病患者，因为皮损并不多。夏天到了，爱美的她出门都会擦防晒霜[2]，她自己认为[3]这样可以防止太阳直接照射皮肤，对疾病康复有利。

分析

【1】小美是一个轻度的银屑病患者。患者本人对轻重的判断是不准确的。皮损少就是轻度吗？恰恰相反，按病势、皮损的分布、皮损的颜色、皮损的厚薄来判断，皮损少很多时候是阴证，看起来似乎病情较轻，但实际上医治起来是比较难的，从治疗难易程度来说是重度。

【2】涂防晒霜，对于很多患者来说是错误的。在广汗法体系中有"四多两温度"，第一点就是适度多晒，同时适度防

晒。过度的阳光照射可能引发皮肤癌，因此防晒是无可厚非的，但是使用防晒霜进行防晒，其膏体会厚厚地附着于皮肤上，不利于皮肤的通透，因此不建议使用防晒霜，可以改用伞、厚的棉织物等代替，可以起到更好的防晒作用。

【3】主观臆断。正是因为患者对广汗法认知不深，才会对整个治疗体系涉及的东西模棱两可，而掺杂很多个人主观想法，这样是不科学的。

（四）小韩用药寒凉

小韩在最初治疗银屑病时使用寒凉、消炎药物[1]，皮损消失一部分[2]。日后经常感冒，每次感冒继续使用消炎类药物[3]，银屑病反反复复，久治不愈，甚至一次比一次重。

分析

【1】小韩初期治疗银屑病使用寒凉、消炎药，说明患者及给他治疗的医生对疾病没有正确的认识。目前，多数患者不能用这类药物治疗。

【2】皮损消失，让患者误认为之前的治疗是正确的。皮损消失的同时，若身体整体情况也在逐渐变好，我们认为治疗是适度的。反之，皮损消退的同时身体整体情况恶化，说明治疗是错误的。

【3】经常感冒，每次都使用消炎药。患者整体健康水平已经下降，却还在反复使用消炎药，说明他用药和择医都不理性，对自己的健康不作思考，盲目交给医生处理，这是不可取的。广汗法希望患者要多学习，勤思考，对自己的健康负责。

（五）小胡频换中医

小胡自从得了银屑病，每天唉声叹气，心情很糟糕，看不到人生的希望[1]，总觉得别人都在议论他[2]，因此想在极短的时间内治好病[3]。找了一位中医治疗一段时间后，他觉得效果不是很明显[4]，又匆忙换了[5]。

分析

【1】找原因。得病之后应该积极找原因，弄清楚病是怎么得的，才能更好地配合医生。银屑病是一种心身疾病，心在前，身在后，情绪对其影响是至关重要的，要保持积极乐观的心态去面对，而不是唉声叹气。

【2】总觉得别人在议论他。这点体现了他太过以自我为中心，其实没有那么多人有时间去议论你，你不是世界的中心，只有你自己会误把自己当中心。

【3】想在极短的时间内治好病。需知病有轻重缓急，急病需急治，缓病需缓治。银屑病有一些情况可以迅速治好，但也有一些情况需要耐心治疗。

【4】找了一位中医治疗一段时间后，他觉得效果不是很明显。就像上面说的，病有急有缓，应该正确理性地认识疾病，根据自身的整体情况和病情来判断，而不是一味地求快。

【5】找了一位中医治疗一段时间后没效果，又匆忙换了，这也不正确。要理性择医，不能随便选择去相信一个医生，也不要随便就去换医生，这都需要经过深思熟虑，理性作出决定。

（六）小刘停掉外用药

大夫给小刘开了温性的外用药和温散的内服药，很快取得疗效[1]。大夫要求逐渐减少外用药的次数，但不能停，中间如有皮损明显时，马上缩短外用药的间隔[2]。小刘没有遵医嘱，见皮损没有了就自行停掉外用药[2]，半个月后皮损又出来了，小刘怀疑效果完全来自外用药[3]。

分析

【1】很快取得疗效。广汗法的核心优势是“整体好才是真的好”。小刘存在的第一个问题就是对疗效的判断错误。如何判断疗效？皮损减轻就是取得疗效吗？广汗法倡导“忘了病，关注汗，着眼健康”。即使外用药有暂时减轻皮损的作

用，目标也是在让患者放松的前提下，整体更容易变健康。疗效最终要看整体的变化。

【2】逐渐减少外用药的次数，但不能停，中间如有皮损明显时，马上缩短外用药的间隔。

应用减轻皮损的外用药的时机：①应急使用，如有活动或者演出的时候，短时间“掩盖”；②整体变好的基础上，大部分消退，少部分遗留的时候可以使用。

应用减轻皮损的外用药的部位：不是所有的皮损都用，只用于暴露部位。

在取效时逐渐减少外用药的次数，不能停。中间如果有皮损明显时，缩短外用药的间隔，让它一直起修饰的作用。待没有外用的部位的皮损明确减少 2/3 以上时，才可以真正考虑慢慢停掉外用药。

【3】效果完全来自外用药。必须客观认识外用药的作用，外用药只是起到了修饰作用，在患者康复的路上可以减轻患者的心理负担。因为银屑病是一个心身疾病，减轻心理负担，提高心灵温度，是促进整体健康的保障。外用药的使用实际上是心理治疗的辅助。

（七）小桂越权加药

小桂在某处治疗，觉得药里加了桂枝[1]后效果很好[2]，反馈给医生后，医生每次都在这位患者的药里加桂枝[3]。甚至有一次患者不能面诊，通过电话[6]说药力不够大，要求把桂枝量加大，该医生认为患者之前效果[4]都不错，就同意了患者的要求，将桂枝加倍[5]。

分析

【1】患者积极反馈疗效是对的，但是他过分地关注了药物。疗效并不是靠单纯的一味药，而是各种治疗的综合效应。患者对药物疗效的反馈易误导医生。

【2】“效果很好”，这是患者的主观判断，认为皮损减轻就是效果好，而广汗法判断疗效要关注“疗效三阶梯”（按重要性排序：整体好不好，汗出匀不匀，局部动不动）。

【3】上述医生按照患者的反馈，每次都在药里加用桂枝。实际来讲，按照临证的判断，药物的正常加减是可以的，而患者的反馈可以参考，但是不能一味地顺从。这个案例中，患者在“越权”，而医生在“缺位”。

【4】患者择医错误。选一个好说话、“谦虚”的大夫不一定是正确的。看病治病应理性择医，先择医，后信医，没有主见的大夫是不可取的。

【5】医生不仅每次开药都加桂枝，还仅根据患者电话中片面的表述就同意桂枝加倍，这些都是不严谨的。广汗法使用桂枝是有严格指征的，每日用2000g甚至3000g的情况都有，越是需要用大剂量的情况越复杂，越要谨慎，不仅要面诊，必要时更要入院密切观察。

【6】不能面诊时，一般会让患者停药。医生要多诊合参，综合判断，增大剂量、改变方案时都应该面诊，只有在少数病情十分平稳的时候，才可以考虑非面诊。

（八）小邵不会发热

小邵，女，11岁，小时候经常感冒发热。每次得病时家人都很害怕[1]，每次打针输液[2]，希望快速消除感冒症状[2]。长期下来，小邵同学发热频率降低[2]，家人以为随着年龄的增长，体质在慢慢好转[2]。后来，小邵身体开始长红疹，经诊断是银屑病。后因偶然机会接触到广汗法，在病房治疗过程中，利用“发热诱导疗法”[3]，体温最高达到38.5℃，其间医护人员全程关注把控风险[4]，待热退后，皮损大面积消退。

分析

【1】“害怕”。得病之后，我们最先要做的事情就是寻找疾病

原因，而不是盲目害怕，因为害怕对疾病的治疗没有任何益处。

【2】“输液、快速消除症状、发热频率降低、慢慢好转”。要了解疾病的规律，不能只管眼下。生命是一次长跑，长久的健康才有说服力。发热的实质是机体的免疫反应，不能不择手段地退热。发热频率降低是身体好转的表现吗？更新的临床实践发现，保持一定频率的发热，对身体的“自洁”有益。

【3】“发热诱导疗法”。通过治疗，让机体对外界的反应能力增强，体温升高，给身体变化提供有利的时机。

【4】全程关注。很多患者认为发热是好事，便盲目庆祝发热，不知道“过与不及都是病”，过度发热对身体同样是不利的。如何把握度，以及在发热过程中随时把控风险，都是专业的医护团队要研究的事。作为患者，发热时要第一时间联系广汗法医护团队。而长时间不发热，也要尽快与医护团队联系。

（九）小杨喜吃羊肉

小杨平素爱[1]吃羊肉，自从得了银屑病，被告知要忌食羊肉，很是沮丧。结果是，忌食羊肉，病情依旧，偶然听闻广汗法治疗可以吃羊肉，几乎每天都吃[2]。后来一位患友告诉[2]小杨“见汗吃发物”[3]，所以每次吃羊肉之前，小杨先运动[4]，等到头上出汗[5]了，他才吃羊肉。但病依旧没有好，他需要尽快去广汗法门诊或者住院吗？

分析

【1】广汗法有“内涵十法”，其中之一叫纠偏法。实际上“物无喜恶，过则为灾”，过就是偏，邪也是偏，治疗就是纠偏。广汗法团队经常告诉患者：喜欢的东西就是病因，喜欢变节制的过程就是治疗。广汗法提倡适度吃羊肉，并不意味着适度吃就不会得病，要各方面都顾及才能保证一个稳定的状态；针对中有郁热和体表及体内有寒的复杂情况，广汗法创造了“三明治”病理模型。平素爱吃羊肉就是第一点错误。

【2】听说能吃就放开吃，这肯定不对。还是那句话，"物无喜恶，过则为灾"，喜欢的东西就容易过。不是听说了可以吃就去吃，而是应该先系统地了解，搞清楚为什么吃、什么时候能吃、什么时候不能吃，然后才能去吃。不能人云亦云，不仅要知其然，还要知其所以然。简单一点来说，如果自己还没有学会准确判断，那就只能遵医嘱。

【3】"见汗吃发物"是针对不容易出汗的人而言的。对于不出汗的人，进食羊肉会增加他的内热，此时内热不仅不易外散，甚至会加重。但是针对出汗多的人，我们的要求是"无汗吃发物"。因为吃羊肉会让易出汗的人出汗更多。没有汗的患者进食羊肉会加重内热，而出汗多的患者进食羊肉则会加重开泄，这都是与"阳气内蒸而不骤泄"的原则相违背的。吃发物是一个很复杂的问题，应该是发物有助于让汗趋向于中的情况下才能吃。听起来有些复杂吧？去和广汗法的医护团队共同研究吧。

【4】运动的原则是"低强度长时间运动，一滴汗出遍全身"。小杨对运动的目的没有掌握，所以运动的方式也会存在问题。

【5】"头上出汗"是正常出汗吗？局部出汗是违背"均匀"原则的，是不正常的。广汗法说的汗都是指"正常的出汗"，治疗就是要把出汗障碍治成正常的汗（简称正汗），或者说趋近于"正常的出汗"。"见汗吃发物"中的汗不是病态的汗。异常汗出时，应该慎食发物。

（十）小石误季节

小石是银屑病患者，进入冬季后，身体很难达到微汗[1]状态。小石想起[2]发物[3]有助于微汗和治疗，于是就大量[4]食用发物，让身体达到微汗状态。

分析

【1】"微汗"容易让患者产生误解，把"微汗"改成"正汗"，

即要求热而无汗。

【2】说明患者平日就没有按照广汗法生活处方的要求去做，等到问题出现时才想起，完全是“临时抱佛脚”。

【3】能获得正汗的方法不是只有吃发物，这是片面的。

【4】“过犹不及”，适度才最重要。

（十一）小白大量饮酒

小白是银屑病患者，听医生说可以适量[1]喝些温白酒，于是本就喜欢喝白酒[2]的他每天都喝到快吐为止[1]。

分析

【1】医生说的是“适量”，而他却是喝到快吐为止，是典型的过度。

【2】这正是问题所在，“物无喜恶，过则为灾”，个人喜恶既是疾病的原因，很多时候也会影响正常的治疗。

（十二）小丽爱光脚丫

小丽是个特别[1]时尚、追赶潮流的女孩，自从得了银屑病后，一直穿戴很多[1]。当银屑病症状减轻后，小丽又开始了时尚[2]的穿戴，光脚穿鞋、穿九分裤[2]。

分析

【1】患病前“特别……”及患病后“一直……”都是“偏”的状态，或许正是因为这种“偏”导致了她的发病。广汗法健康体系对穿衣的要求是“穿衣务求暖”、热而无汗，所以如何穿才能达到我们的要求，需要随着气候、环境、自身的情况时时刻刻调整衣物，而不是一成不变地穿多或者穿少。

【2】症状的缓解并不代表疾病治愈或身体完全恢复健康，这是典型的“好了伤疤忘了痛”，或者应该更准确地说是“伤疤没好就忘了痛”——病情稍有起色，她就马上恢复原本的生活方式，这是错误的。她没有遵医嘱，没有很好地执行生活处方，如何能保证好的治疗效果呢？

需要强调的一点是，广汗法格外重视脚踝和小腿前面的保暖，而她穿九分裤的行为与这一原则相违背。

（十三）小邱迷上打球

小邱患银屑病多年，经药物治疗得到控制[1]，最近听说[2]银屑病患者多出汗会促进体内的毒素和细菌排出[2]，然后再配合药物治疗会更容易痊愈，所以最近迷上了打球[3]，因为白天工作忙，只能晚上去[4]球馆打球，经常打得一身汗[5]，然后趁着夜色，穿着被汗水浸透的衣服[6]赶紧回家。

分析

【1】小邱患银屑病多年，经药物治疗得到了控制。首先，他在疗效认知方面有错误，认为皮损没了就是治好了。而广汗法的体系里，有新疗效三阶梯——整体好不好、汗出匀不匀、局部动不动。

【2】“听说多出汗会促进体内的毒素和细菌排出……”这在认知上也是错误的。目前，社会上有很多野生的“科学”——很多是似是而非的，或者一些正确的理念里夹杂很多错误的“私货”。人体最佳的状态是“阳气内蒸而不骤泄”，不是通过多出汗来排出毒素和细菌。

【3】广汗法团队不建议做十分剧烈的活动——激烈的体育运动（更快、更高、更强）是供欣赏的，“更”本身就是偏的，这类运动多数和健康无关。广汗法团队推荐快走、慢跑及打太极拳等比较温和的运动，让皮肤达到一个温润的状态。运动的原则：运动要缓和，不要激烈，以全身热而无汗为准绳，重要的是“安全、快乐、健康”。

【4】《黄帝内经》，不仅主张晚上少锻炼，还主张“起居随太阳”。运动的最佳时间就是阳光温和的时候，标准是热而无汗。

【5】打球出了一身汗会消耗人体的正气，出汗多的地方

皮损会厚硬难治，这是临床常见的。大汗淋漓不是锻炼的要旨，正汗才是关键，才能说明机体阴充、阳足、脾胃和、气机通达。广汗法强调适度运动，每次强度不宜过量，以正汗为标准，即通过运动达到长时间的全身缓和、微似有汗最为适宜。因此运动强度要低，使汗水缓出而持续，像春雨一样滋润身体，且易长期坚持。适时调整运动节奏，身体微汗时要降低强度，使“阳气内蒸而不骤泄”，让卫气冲击不易出汗的部位。当身体微凉时提高强度，保持身体热的状态。

【6】趁着夜色，穿着被汗水浸透的衣服赶紧回家。运动出汗后进入冷的环境，“衣里冷湿，久久得之”，是很多顽固性疾病的病因。

（十四）小于爱淋浴

小于是银屑病患者，一到秋季皮肤就特别干，听患友说[1]秋天天气干燥，要多泡澡抹油[2]，于是他就天天泡[3]，有的时候没时间泡了就改为淋浴冲澡[2]。因为秋天温度已经很低，他家里浴室也没有其他保暖措施[4]，这样下来没几天就感冒了，感冒后为了让感冒快速好起来[5]，吃了些感冒药，并且泡澡时把水温调得很高[4]。

分析

【1】道听途说，没有系统地学习和思考过，所以他对这个疾病和治疗的认识是非理性的。

【2】广汗法提倡对干性皮肤要少洗多抹油，所以不建议多洗，特别是多淋浴更容易破坏保护皮肤的脂膜，导致皮肤干燥。

【3】万事万物都应该讲究度，天天泡很多时候是过度的。

【4】广汗法要求泡澡的温度是无感温度、“复归于婴儿”，没有专业仪器的帮助，是做不到恒温的，所以不提倡随便泡澡。而且恒温要求的是动态恒温，根据患者身体自身要求去

动态调整，这个需要专业的人员和专业的辅助仪器。

【5】“立足长效求速效”，每种疾病，包括感冒的治疗都要立足长效，在不影响长效的前提下，快才有意义。或者可以这样说，如果感冒、发热的存在能让身体整个状态往好的方向发展，对整个身体有好的作用，我们宁愿让感冒好得慢一些。这样的提法会违背一些人的常识，但是对于长远健康很有帮助，请耐心思考、体味。

（十五）小侯出大汗

小侯的爸爸妈妈是中医师。2015年，小侯得了银屑病，看着用药减轻而停药就重[1]、日益变多变硬[2]的皮损，家人心急[3]如焚，偶然的机会在书店看到广汗法，觉得比较可靠，马上[3]从广州飞抵太原。由于对广汗法不了解，想要入住纯中医病房的愿望没有马上实现。家人在太原的宾馆住了3天，狠学[3]广汗法，终于通过“广汗法认知程度评估”入院；住院不到3周，明显好转出院[4]，门诊巩固一段后，皮损完全消失。小侯在家长的紧密关注下度过了1年多，情况不错[4]。一次，小侯看着别人打篮球眼馋，就背着家长加入进去。后来一次又一次打球，很庆幸，大汗也没有让皮损长起来，于是小侯开始光明正大地打球，侯爸爸、侯妈妈知道后，一再叮嘱“要注意，尽量少出汗”，但自己心里也在嘀咕“广汗法越到后面越强调不让出汗，孩子出大汗也没有皮损，事实[4]胜于雄辩[5]……”对于孩子打球也就睁一只眼闭一只眼。2018年底，小侯头顶和左侧肘部出现了几粒很硬[2]的皮损。

分析

【1】用药减轻而停药加重：说明治疗的方向有错误。

广汗法治疗的根本在于治疗身体，所谓“广汗法治人，人治病”。

我们用“海面漂冰”来作比喻，治疗身体的大法是在温暖整个海水，通过整体的温来化冰，有的时候貌似慢，但慢就是快，随时可以停药，停药也不会加重，所以我们的患者可以“停药过大年”。

而压制皮损的治疗方法，眼中没有整个大海，只有冰，治疗的目的就是让冰尽快看不到，把浮冰捅到海平面下面，一不捅，冰就漂到了海面上。这样的治疗貌似快，实则不仅不快，还越治越乱，所以停药就加重。

需要注意的一点是，不能因为广汗法治疗后停药，病情不会很快加重，就经常停药。治疗需要连续，需要持续的力量。

广汗真言 1904 说：“规律比疗效重要。”要努力成为治疗的内行——内行看门道、外行看热闹。

【2】硬，在这个案例中出现了 2 次。根据广汗法理论中广汗内涵十法中的第六法——先别法（察色按脉，先别阴阳），缓、硬、聚、厚、难破等，都属于阴证，属于难治型。

【3】心急，马上，狠学。得了银屑病，应该做什么？想什么？看什么？找什么？找到广汗法后，怎么做？学习、思考、配合、反思、坚持。重点是学而思、思而学。欲速则不达、心急吃不了热豆腐，这些都告诉我们急是解决不了问题的。在疾病风险不是很大的情况下，思考病的“因”才是根本，而不是急于去掩盖“果”、压制“果”。

【4】好转出院、情况不错、事实。这个告诉我们应如何看待疗效。这里说的好转、情况和事实，都是皮损的变化。皮损好转也不能掉以轻心，皮损好并不代表身体就好了，治疗就结束了，要注意广汗法强调的“疗效三阶梯”。

【5】辩，是思考清晰后的表达。找大夫，要找明理的大夫；用方法，要用讲得通透的方法。连得病、愈病、根治的道理都不能清晰、明白的大夫，治疗时不就是瞎碰吗？你愿意

拿你的身体去冒险吗？

（十六）小雪流鼻血

小雪患银屑病，1年前，经广汗法门诊连续治疗后，身体各方面明显好转，随之皮损逐渐消退。小雪看着皮损所剩无几，心中窃窃自喜[1]，心想终于快摆脱掉这身可恶的盔甲了，今后也可以像别人一样“活出自我，随心所欲[2]”了。2周前，因年终庆典，她不考虑自己的身体情况踊跃报名参加跳舞节目表演，每天排练，因时间紧迫，常常饿着肚子，或者拿零食当饭吃[3]，排练过程中挥汗如雨，她却不以为然[3]。这1周以来小雪自述好像是“上火了”，所以频繁流鼻血[4]，每次都急着用凉水冲洗止血[4]。慢慢皮损复现加重，她又急着来门诊求救[1]。张主任问起原因何在，自述估计是因为天气太冷。问起晨起体温如何？她说，体温正常[5]。

分析

【1】皮损所剩无几，心中窃窃自喜；慢慢皮损复现加重，又急着来门诊求救。这都说明她一直把皮损当作评判疗效好坏的标准。而广汗法健康管理体系当中，判断疗效的好坏是以疗效三阶梯（整体好不好、出汗匀不匀、局部动不动）来作标准的，只有这三者都好才能说明真好。

【2】“活出自我，随心所欲。”说明她好了伤疤就会忘了痛，没有把广汗法生活处方贯彻到底。

【3】常常饿着肚子，或者拿零食当饭吃；排练过程中挥汗如雨，她却不以为然。说明她生活不规律，且没有意识到广汗法要求的出汗标准的重要性。

【4】流鼻血。她对“给邪以出路”显然是一无所知的，首先流鼻血不一定是上火，再者流鼻血时不能用凉水冲洗，离经之血不能彻底排除，会干扰正常的小环境，从而导致频繁流鼻血。

【5】说体温正常，这是一种模糊、不负责任的说法，说

明她根本不了解体温对疾病的重要性，也不了解测体温的意义，并且也没有测体温。

（十七）小萨重理性

小萨，8岁女孩，长期居于国外，患银屑病4个月余，全身蚕豆样皮损较硬。其父母是高级知识分子，为了给小萨找到一种治疗银屑病较好的方法，寻寻觅觅[1]4个月余，不停地在搜索、打听、考察[1]治疗银屑病的途径与方法。最后终于在网上找到国内关于广汗法纯中医病房根治银屑病的消息，其父母先在网上购买了有关广汗法的所有书籍开始研读[1]，觉得此法很有道理，对孩子的整体健康都有益[2]，所以决定回国继续再次深入考察[1]；考察了解后，小萨的父母决定带小萨来广汗法纯中医病房配合治疗。入院后，小萨的父母以及小萨在医护人员的引导下，认真地践行广汗法生活处方[3]，积极配合治疗。21天后小萨甩掉了身上那些“小红花”，和其父母开心地出院了，最让小萨父母开心的是小萨除了治好了皮损，连平日里的便秘、手脚凉、出汗多也都治好了[2]。小萨的父母开心地说，出院后她们一家人会把广汗法生活处方一直贯彻下去[3]。

分析

【1】患儿父母“寻寻觅觅，不停地在搜索、打听、考察治疗银屑病的途径与方法”“其父母先在网上购买了有关广汗法的所有书籍开始研读”“回国继续再次深入考察”。说明小萨的父母很慎重地做选择，不轻易相信，也不随便怀疑，亲自研读过广汗法理论体系以及治病理念。

希望大家学习这对父母，先疑后信（疑而后信是真信），理性择医（系统地学习思考以后才可能理性）。学习型家长更有可能培养出合格的患者，有学习能力、学习愿望、学习条件，这类患者是广汗法更想治的“学习型患者”。

【2】“对孩子的整体健康都有益”“平日里的便秘、手脚

凉、出汗多也都治好了”。说明父母的悟性很高，他们能意识到整体的健康比局部的皮损消退更重要。这就是我们经常提到的：治一病多恙并除，重求本不悖效速。

【3】“在医护人员的引导下，认真地践行广汗法生活处方”“把广汗法生活处方一直贯彻下去”。说明小萨的父母理性择医后，选择后的努力也做得很到位，这点同样值得大家学习，既然理性选择，就要相信自己的选择。疾病是日积月累得的，健康也需要积累才能成就。

（十八）小博好学习

小博，4 年前无明显原因患上银屑病。全家看[1]了张主任的书之后，都非常赞同[1]张主任的治疗思路，遂来病房医治。小博是北京大学的学生，当地的高考状元，学习非常好，住院期间也表现出了超强的学习能力[2]，对于广汗法的理念理解得很透彻而且实践得非常好[2]。住院没多久就初步学会[2]了通过增减衣物保持自己遍身温润的状态。在病房住了 2 周的时间，虽然出院时皮损未见明显消退，但是并未怀疑，继续执行广汗法生活处方。2 周后，皮损以看得见的速度快速消退[3]。

分析

【1】小博患了银屑病，他的父母也开始看书，待全家都认同之后才开始治疗，这就是理性择医的表现。

【2】住院期间好好学习，只有学习了，才能真正了解广汗法是一套关注整体与长久的健康治疗体系，才能更主动地配合，而疾病也才能恢复得更快。

【3】住院期间皮损未见明显消退，并未怀疑与气馁，仍然保持广汗法的生活处方，2 周后，皮损以看得见得速度快速消退。理性地选择一种治疗理念之后，就不要轻易怀疑，只有坚持，才能等到最后的成功。

（十九）小迟习惯舒服

小迟经广汗法住院治疗后，皮损大面积消退，四肢留有少量丘疹。出院后，他坚持按广汗法的生活处方去做[1]，依然坚持看广汗法的平台和书籍文章，穿护腿、护袖等保持身体的温润；上班时提前下车步行[2]到办公室，办公室里开冷气的时候，及时调整办公位置[2]，避免直吹；饮食控制，不吃寒冷黏腻的食物。坚持半年以后，皮损完全消退。他说：我一定按着健康的生活习惯继续做[1]下去，这样的生活让我很舒服。

分析

【1】坚持。他有坚持的意识，知道拥有健康需要长期坚持良好的生活习惯，不是短时间治疗可以解决的。短时间的集中治疗不可能解决长久的健康问题，只有在短期的集中治疗里唤醒健康意识，自己主动去维护，持之以恒，才能彻底地摆脱疾病、找回健康。

【2】广汗法是发展的，崇尚主动地适应天地人的变化。广汗法需要医护及患友共同努力去完善，比如在汗多的地方给衣物剪洞等方法，就是汗友发挥聪明才智创造的。每个人的生活处境与经历不同，面对问题时，更需要自己去开动脑筋寻找符合自己的方法，比如该患者及时调整工作位置、步行上班等，就是灵活地把广汗法的指导思想落实到具体实际行动中的做法。

针对问题，他善于思考并寻找符合广汗法理念的处理方法，既有坚持的意识，又有实践的愿望。如果他能一直做好，把广汗法的好习惯变成自己下意识的行为，那么，痊愈指日可待。

（二十）小霍会生活

辽宁的霍某，长期居住于阴冷潮湿环境[1]，3 年前外出游玩，感冒后自行服用[2]退热药、消炎药，之后头面部、小腿部起散在斑丘疹，在当地医院诊断为“银屑病”，医院大夫以大剂量中药处方治疗。短期内皮损减轻。半个月后皮损加重。偶然间他了解到广汗法，于是进行系统学习，入住广汗法病房后，严格遵从医嘱，认真按照广汗法要求的生活处方做，出院时皮损明显减轻。半个月后皮损全部消退，身体各个方面都感觉良好[3]。霍某调整了居住环境，保持房间温暖。继续坚持在院时有规律的生活[4]，心情也开朗起来，身体稍有不适，就会及时到广汗法门诊进行调理，从此更加笃信广汗法能根治此病。

分析

【1】阴冷潮湿的环境是导致银屑病发生的一个重要素因，所以针对这方面，调整居住环境，保持身体温热舒适，在疾病的康复中有重要意义。

【2】感冒后误用药物治疗，是银屑病发生的诱因。自行服用药物，是对自己的身体不负责任的行为。在接触广汗法后，霍某明白了其中的道理。即使是常见的感冒也需要辨别，不能一概而论。出院后根据身体情况，及时来门诊诊疗是理智的选择。

【3】没有把皮损的消失作为治愈的标准，皮损消失后仍然坚持贯彻广汗法要求的方方面面，真正理解广汗法的内涵。

【4】霍某把广汗法要求的生活处方当作自己的行动指南，具有高度的自律性，不因出院无人监督而放纵。开朗的心情，也让心灵的温度提升。

（二十一）小冀记笔记

1年前得银屑病，通过网络得知广汗法，开始和家人学习广汗法[1]，执行生活处方后自行好转。2个月前因天气变热，出汗增多，皮损再次加重，后通过门诊入住广汗法病房集中治疗[2]。入院后，冀某积极配合医护人员完成每日的治疗，每次医患交班会，该患者总会拿笔记本记录每天所学到的内容，困惑之处总会第一时间请教医护人员，日常生活严格按照广汗法生活处方执行[3]，1 周后该患者的出汗得到很好的调控，并且有的皮损也开始明显变薄、中空。2 周后患者出院，出院 1 个月后该患者反馈[4]，精神、饮食、睡眠、食欲、大小便、出汗情况均好，皮损全部消退，只剩下印记，一直坚持生活处方[5]。

分析

【1】学习。自己得了银屑病，了解广汗法后开始学习并遵循，是具有学习能力与鉴别能力的患者。

【2】出汗增多，皮损加重后，懂得及时就医。

【3】住院期间学习广汗法认真刻苦，不懂就问，对于广汗法的认识更加深刻。

【4】病情反馈时不止汇报皮损情况，而是将精神、饮食、睡眠、大小便等整体健康情况一一表述，这说明理解了广汗法治病的原理——以人为本，以整体健康为前提治疗局部病变。

【5】皮损消退后没有为所欲为，而是继续坚持广汗法的生活处方。只有改变生活方式，疾病才能真正得到根治。

（二十二）小牛突击乱吃

小牛得银屑病数年，体型肥胖[1]。她妈妈准备让她住纯中医病房集中治疗一段。听其他患友说住院的时候要严格忌口[2]，不让吃生冷的、甜的、黏的东西，就在住院前让孩子突击[3]吃很多甜的、黏的、凉的东西，准备住院过苦日子[4]。

分析

【1】体型肥胖的原因，同时可能也就是小牛的发病原因。广汗法用治疗代谢疾病的思路治疗银屑病，也取得了很好的整体与局部两方面的疗效。

【2】听说要忌口。证明小牛妈妈平日不忌口，也说明小牛和妈妈没有系统学习过广汗法。

【3】突击。说明小牛的妈妈对待健康的概念模糊，她没

有意识到健康是日积月累的，疾病也是日积月累的，所以还在积累疾病。

【4】准备过苦日子。说明病人和家属都没有做到身心的准备。什么叫苦？什么叫甜？是否苦日子结束后就又回到以前毫不忌口的生活方式呢？如果把正确的生活方式叫作苦日子，那么就很难坚持。只有把正确的理念融入生活的方方面面，养成良好的生活习惯，疾病才会远离。

第二部分　学习，否定，不求新而自新

学无止境

学习型团队

学习中不断成长

勇于向昨天的自己说不对

（一）2018年科技中医广汗法的内涵如何表述？

答：广汗法是一种以监测身体汗出指数，调控身体温热指数为主要出发点，着眼于整体与长久健康管理的治疗体系，旨在使人体长期处于“阳气内蒸而不骤泄”的状态。

（二）“不输液、不打针”，纯中医病房住院怎么治？汗友在纯中医病房住院除了接受治疗，还要做什么？

答：汗友在纯中医病房住院，主要做四件事——释疑、度假、预防、学习，简称一信、二假、三防、四学。

一信的意思是，建立真信。广汗法倡导先疑而后信（疑而后信是真信），理性相信。理性相信需要深入地学习、思考。在住院过程中，很多人在与医护和其他汗友共同的学习过程中，开始理性地思考、学习，并信任广汗法健康体系发掘出来的健康规律。只有有了理性的信心，才会自发地“信、愿、行”。

二假的意思是，心灵放假、身体放假。很多汗友住院结

束后，都有一个共同的感受，就是住院时间才是真正属于自己的，可以看作给自己的心灵和身体放了个假。在这个假期中，让心灵和身体有一个停顿，并得到休整。只有身体好了，疾病才会水到渠成地好转。

三防的意思是未病先防，既病防变，既愈防复。这些"防"都需要系统学习和用心去实践。"未病先防"指在没有得病的时候就要注意生活处方，特别是家中有类似疾病的人，做好生活处方，疾病就不会产生。"既病防变"的意思是得病了以后要及时来找我们，防止疾病自身随波逐流地变化（疾病是身体在无意识过程中犯错的结果，不去干预只能继续顺流而下加重）和不真懂广汗法医生的误治后出现更复杂的身体问题。这就提醒患者，一旦最近生活处方做得不好或者皮损有变化的时候，一定要及时就医，防止疾病朝坏的方向发展。"既愈防复"是指虽然疾病"好"了，但是要防止复发。皮损消退和病好是两回事，"整体好才是真的好"。皮损消退后，生活习惯上也不能为所欲为，除了遵守生活处方，定期回到纯中医病房巩固（人都需要被提醒和约束，定期"回炉"一是为了通过学习提醒自己应有的对待健康的态度，二是为了复习生活的规范）也是必不可少的。定期住院，不断纠偏可以让三"防"成为可能。

四学包括学汗、学中、学巧、学生活。住院的过程也是一个学习的过程，在广汗法病房，每天都会有专业的医护人员给大家讲解广汗法知识。广汗法首先要学汗，学习正汗的标准——"正汗四要素"（一时许、遍身、漐漐、微似有汗）、学习汗和体温的关系（"汗出身凉"是广大汗友需要引起重视的重点和难点）等。

其次是学中，中医，最重要的就是"中"的思维方式，这需要放空自己，重新去思考和体会东方科学的智慧。比如汗出要不多不少、不快不慢、这会儿那会儿都出、这块儿那块儿都出，以及思考问题不走极端，都是“中”的具体体现。

接下来是学巧——学治疗技巧。为了让大家更快达到广汗法要求的“阳气内蒸而不骤泄”状态，更快地控制出汗、调节体温、恢复健康，需要借助很多技巧。这些技巧都是无数汗友和医护人员经过长时间总结和积累的，大家要尊重并且重视。如穿衣、损谷、向阳、缓走等，都需要一个理性认知和感性习惯的过程，而集中住院的时间提供了变化的可能。

最后是学生活。之前的生活是病因，广汗法体系经常在说“疾病是之前生活习惯的阶段小结”，之后的生活需要是防病，住院这段时间要起到“猛回头”“重新做人”的作用，所以说要学习重新生活。

（三）疾病处于什么情况下患者需要住院？

答：①阳证情况下，就是病情变化较快时，需要在监测病情变化的前提下集中突击治疗；②阴证情况下，患者对广汗法有初步认识，需要开始系统学习和启动治疗；③懈怠时或瓶颈期。前期住院患者，出院后对自我约束开始松懈的时候病情出现不好的变化，或者病情长时间不动。比如：黑龙江的患者高某，出院 2～3 个月的时候睡眠变差，晚睡早起，大小便不调，需要及时调整，让身体恢复最佳状态，不要让病情任意发展变坏。

（四）住院治疗后症状已经消失，以后还需要住院吗？一般如何安排住院巩固？

答：症状消失后还需要住院治疗。

一般来说，出现以下情况则需要住院：①适时住院。在生活状况还好，在好的边缘有可能变坏的时候，需要住院。②定时住院。身体各方面都不错，生活处方也坚持得很好的情况下，一般来说需要 3 年住 7 次，有计划、有规律地让身体稳步变好。③随时住院。出院期间有任何特殊情况，如发热、过敏、荨麻疹、扁桃体肿大等治疗的好时机，要及时来住院。

总之，要记住“看不见伤疤别忘了疼”，身体尚好的时候住院是从容地布局健康，坏的时候住院是紧张地亡羊补牢。住院的目的不能仅仅停留在管病上，而要明白住院真正目的是健康重建。

（五）为什么治病前需要先学习？

汗友李某说：“广汗法病房的医生们总是劝我们多学习。一开始我很疑惑，住院治疗为什么总是让我们多读书？住院期间，每天的交班会上，医生和护士总会向我们提问，为了不让自己难堪（每次都回答不出来），我硬着头皮在‘读书角’看了几天书，没想到，这一看就没停下来。真正了解了广汗法的理念后，才明白医生们为什么要求我们学习。

“广汗法是一种能让患者变成自己的医生的方法，首先我们学会了捍卫自己的健康。只有自己了解自己，才不会事事都依赖别人，一辈子靠着拐杖行走，也不会再轻易听信别人所谓的秘方。想必我们都有过这样的经历，就是用别人所谓的祖传秘方，根本没有名字的药物涂抹，开始有效果，后来越来越严重，痛苦不堪，又无人倾诉。如果我们早点了解广汗法，早点了解真正的中医，就不会相信那些无名秘方了。

“为什么有的患者住院几次，很多年不复发，这就是按着广汗法的路线一步步脚踏实地地进行着。反过来，有些患者却很容易复发。就像一束花，在阴暗无光的环境里放久了，便不能如期开放，而置于向着光的地方，便会定期绽放，这便是大自然规律的力量。学习学到的就是规律，学到是做到的前提……”

找中医治疗的配合，和找西医治疗的配合是不同的。找西医治疗的配合，听话照做似乎就够了。而找好的中医治疗的配合，是要主动学习疾病来去的规律，明白“治疗是一个以患者为主体，循序渐进的过程”，病是自己得的，是身体整体有问题后的反映，自己不主动改变，要真好是不可能的。与其说是患者配合医生，不如说是医生配合患者更准确。

学习是患者可以主动改变的前提，是医患可以达成共识的前提。所以治疗前必须先学习。

（六）出院后，在家里可以自己做治疗吗？

答：不能。

汗友出院后更多可以关注疾病治愈和复发的机制，关注生活处方，践行热而无汗。

治疗大致分管理、教育、药物、理疗、生活 5 个部分。除了最后一个生活，前面四方面都是医护团队的专业技能的体现。

问题中提到的治疗指物理治疗，简称“理疗”。理疗是有处方的，具体用哪个处方或者哪几个处方的组合，是由医护团队决定的。理疗是有风险的，什么时间做什么治疗是不同的，过与不及都是误治。所以，患者不能自己在家随便做治疗。

用药物处方来类比这个问题应该容易理解些。像人参、甘草、茯苓、山楂、薏苡仁、赤小豆之类的药物，普通人也是可以接触到的，但真正将这些药物组成有明确目标的处方，只有专业人士可以胜任。作为处方来讲，最后体现的是治疗的方向，差之毫厘，谬以千里。最怕的就是普通患者觉得即使用错也不会大错，长期使用一些错误的组合，最终南辕北辙，悔之晚矣。比如很多人误认为自己有湿邪就用薏米红豆汤，这样做，对吗？笔者于 2014 年 11 月 27 日在《中国中医药报》发表过一篇文章，2018 年 7 月 16 日中医书友会以《凡有湿邪就可以用薏米红豆汤吗？》转发，大家可以查阅一下。希望大家明白，凭一知半解去使用某些专业的理疗或者药物是危险的；针对非专业人员，针灸不可轻试；针对非广汗法专业人员，患者要警惕，“有时候看着一样，其实真不一样”。

医生和患者的工作很多是不可相互替代的。需要患者关注的，患者一定要好好关注，努力做好。有关方药等专业类的知识，是医生要研究的范畴，患者不需要去关注（或者关注了会适得其反，不仅劳而无功，而且会添乱）。这个问题在《张英栋谈银屑病根治》的前言中有详细论述，请尊重别人的专业技能，正如别人需要尊重你的专业技能一样。

（七）扎火针有助于皮损消退吗？

答：扎火针不一定有助于皮损消退，但却有可能带来对身体的损伤。

首先，火针属于针灸的一种专业的治疗方法，不管是什么治疗方法，适合的才是最好的。

火针有其一定的适应证及禁忌证，必须在中医理论指导下，由专业的医生进行专业操作，才能达到治疗效果，任何非适应证及错误的操作都会起到反作用。

所以千万不能自己做火针。适度为中，过则为灾。

大家要学会理性地看待和尊重火针及其他纯中医治疗手段的严肃性及背后机制的复杂性。

（八）控汗粉应该怎么使用？

答：控汗粉是一种纯中药配方的外用粉状制剂，用于局部汗多。

在将要出汗或有可能出汗的情况发生之前，扑于容易出汗的部位。

如果已经出汗出多了，就不建议用了。

（九）广汗法 2018 年的新进展——发热诱导疗法是怎样的？

答：不同于广汗法之前关于发热诱导疗法描述的“静静等待诱因引发发热，不急于过多干预、不急于退热”，2018 年，广汗法病房在临床上，使用四联疗法、鹿血晶、温经汤等积极

“诱导发热”，制造发热，提高体温，来促进疾病动起来以利于康复。

2019 年 1 月，科学界也以他们的研究对发热诱导疗法给予了支持。中国科学院生物化学与细胞生物学研究所陈剑峰研究组的研究成果发表在国际免疫学权威期刊《免疫》（*Immunity*）上，阐释了 38.5℃ 的体温对健康的意义：发热会开启人体“对抗”病原体感染和身体损伤的“高级别”保护机制，发热后免疫系统进入“战斗”状态，“扫除”感染。此观点让我们重新正视发热的作用，佐证了广汗法发热诱导疗法治疗疾病的正确性。

发热是指致热原直接作用于体温调节中枢，体温调节中枢功能紊乱或各种原因引起的产热过多、散热减少，导致体温升高超过正常范围的情形，是临床上最常见的症状之一，是疾病进展过程中的重要临床表现，可见于多种感染性疾病和非感染性疾病。但有时体温升高不一定都是疾病引起的，某些情况下可有生理性体温升高，如剧烈运动、月经前期及妊娠期，进入高温环境或热水浴等，均可使体温较平时略高。

发热会促使免疫系统高效运作。当机体被病原体感染后，身体里的免疫细胞要经过血液循环运动到感染部位的小血管，在那里停留下来并爬行穿出血管到达感染部位和淋巴结，最终将侵入机体的病原体清除掉。温度达到高热（38.5℃）及以上水平时，会促进免疫细胞中的一种名为热休克蛋白 90（HSP90）的蛋白质的表达。而在免疫细胞表面，有一类名为整合素的细胞黏附分子，它负责免疫细胞在血管表面的停留（黏附）、爬行（迁移）和渗出血管等过程。在热刺激后的免疫细胞中，HSP90 会被招募到细胞膜上与整合素 α_4“结合”。这一过程会大大加速免疫细胞“运动”（黏附和迁移），使其可以快速赶往感染部位的淋巴结和组织。研究人员认为，如果当机体温度达到高热（38.5℃）及以上水平时，在病人身体条件许可下，发热了别马上吃药，让高热“飞”一会儿！

找回人体自然发热的功能，应该可以治愈很多疾病。因为很多疾病本来就是发热被误治导致的结果。可以让病“从哪里来回哪里去”。广汗法相关著作中很早就提出过“发热为百病之源，误治为万病之本”，希望有越来越多的科学研究和临床案例，为发热诱导疗法提供更有力的证据。

（十）为什么要测基础体温？

答：首先，基础体温是我们温热指数里一个重要的系数；其次，基础体温是衡量一个人基础代谢的指标。

我们通过对这个指标的衡量可以大致预测病情转化的趋势，也就是转阴还是转阳。

从整体来说，代谢快有利于体内代谢废物的排出；从局部来说，它可以帮助局部障碍修复。

要强调的是，基础体温一定要长期连续监测，才能获得身体变化的趋势。

（十一）为什么有的人基础体温特别低，有什么办法提高吗？生活处方只要求保暖和运动就可以了吗？

答：人民卫生出版社出版的《生理学》中这样描述基础体温：人体处在清醒而又非常安静，不受肌肉活动、精神紧张、食物及环境温度等因素影响时的状态叫作“基础状态”，而基础状态下的体温，就叫作“基础体温”，也叫“静息体温”，通常在早晨起床前测定。

通过每日、每月甚至每年的基础体温记录和对比，标记在坐标上连起来就会得到一条曲线。广汗法团队认为，通过这种曲线，可以比较准确地观察我们身体的变化。一般来讲，体温变化会受季节、穿衣、代谢、情绪、饮食、体质等因素影响。这其中，通过正确应用广汗法的生活处方，会对体温产生增高的影响。

有些汗友体温偏低，通过起居随太阳、调节情绪、适当运动、不食生冷、积极用药等，坚持下去，体温就会逐步恢复正常，达到一个较好的水平。

（十二）在家出现发热怎么办？

答：首先跟广汗法的主管医生联系，寻求建议。

在主管医生及广汗法的治疗原则指导下，先去当地的专业医疗机构去做监测，查明原因，判断风险，根据风险情况，共同协商是在当地应急处理还是来广汗法纯中医病房接受治疗。

（十三）2018年广汗法对汗出的新要求如何表述？

答：广汗法对汗的要求最开始是遍身微汗。但是很多汗友看到微汗之后汗出就多了。为了让汗友更容易做到“一时许遍身漐漐微似有汗”，2017年开始把出汗的要求定为“热而无汗”，或者叫无限趋近于零的出汗。

在不出汗的前提下，让身体尽量热，这就是“微”汗，微到似有似无，介于有无之间。

介于有汗与无汗之间，也可以用“热而将汗”和“热而欲汗”来表达。

无论如何表达，都是“文字相”，重要的是如何理解，如何去努力做到。

到“微汗机器人”“测汗机器人”正式投入使用的时候，这个状态变成数字化的显示，会更好地规范汗友的行为，对“微似有汗”的把握会更精准。

（十四）在家流鼻血，应该如何处理？

答：首先，广汗法团队认为流鼻血也是一种给邪以出路的方式。流鼻血时不应立即堵塞止血。正确的做法是，流鼻血时先用温水洗脸，让鼻血自然流出，出血量可能会增加，但是流血的时间会缩短。如果在没有采取任何止血措施的情况下，流血超过 20 分钟，应立即去医院就诊或联系广汗法团队。

当然，这是在没有基础疾病的基础上提出的，如果本身患有血液病，如凝血障碍等，则应多加小心、另当别论。

（十五）银屑病如何从皮损鉴别阴阳?

答：皮损分阴阳主要从动静和聚散上来分。

（1）从动静（病势）分

阳，发病急，来势猛，如 1 天内泛发全身。

阴，发展慢，势头弱，短时间内变化不明显。

（2）从聚散（范围）分

阳，波及全身，范围广，数量多。

阴，部位局限，范围小，数量少。

（3）另外，从质地（大小、厚薄、软硬）、颜色、病程、痒否上也能分阴阳。

（十六）新起皮损，是好现象，还是坏现象？新起皮损变厚，如何判断好坏?

答：在治疗过程中，很多患者关注皮损。我们建议只关注有没有新起皮损及新起皮损的消退速度。

如果新起皮损数量多，面积小，且消退速度快，则是好的现象，说明皮损在动，由阴向阳转变。新起皮损与之前的皮损相比较，变薄变散，是"破"和"化"的好现象。

如果新起皮损较之前厚硬，但是整体健康情况好转，也无须担心，可能是身体在排出体内代谢废物的过程。

如果新起皮损厚硬，整体健康情况未见好转，则需要患者和医护人员给予重视。

（十七）阴证转阳的过程中，从皮损大小的角度如何判断疗效?

答："急缓定短长，麻密最为良"是判断皮损阴阳的最主要标准。皮损长得越快，单个体积越小，范围越大，说明越阳；反之，长得越慢，单个皮损厚硬，越局限，说明越阴。

动为阳，静为阴。动比不动强，但是动的同时，皮损的变化肯定会被关注，而如何关注是有学问的。

从皮损大小角度判断疗效，由易到难分为由面积变化判断、由体积变化判断、由体积增大的速度判断。具体如下：①最容易的是看皮损整体面积，面积变小，说明朝好的方向发展，这个是大家都会看的。②如果面积变化不明显，或者面积在变大，则需要看整体皮损体积的变化。如果整体体积减小，也说明在朝好的方向发展，这个就不是谁都会看了。③最难的是面对很厚硬的皮损，如果体积未见明显变化，或者体积在变大，则关注整体体积增大速度的变化，如增大速度变快，应该是不好，而增大速度较前变缓，也是变好。

处处用心，关注细节，分门别类地认识和解决临床问题，这是广汗法团队认为的“科学”。

（十八）用药就好，一停就犯，是怎么回事？

答：说明不是真的好。

2018 年广汗法对疾病疗效的判断有新疗效三阶梯：整体好不好，汗出正不正，局部动不动。

广汗法提倡的是“整体好才是真的好”，如果整体好了，停药就不会犯，会自己慢慢继续变好。用药就好，一停就犯，更多指的是外用药，而广汗法的口服药一般不会出现这种情况。

重申一遍，皮损看起来减轻并不是好的标准，我们的标准是“整体好才是真的好”。

（十九）纯中医病房治疗小儿挑食厌食需要多久？

答：已经收治儿童挑食厌食患者，家长配合到位，3～7 天可以解决，1～3 天可以明显看到变化。

有一些家长会问，不在病房能解决这类问题吗？

回答是不能。针对这类患儿及家长，治疗分几部分。第一部分是教育，使其懂得机制。第二部分是管理，每个人都不容易自觉，只有在特定环境下，才会容易接受管理甚至表现得自觉。第三部分才是广汗法“磨谷若谷”的理论指导下的方药和理疗。

前两部分貌似是无形的，其实更重要。为什么重要，参看治疗入门守则第一条。

（二十）纯中医病房护理有什么特色？

答：纯中医病房护理的特色——1 个宣教：宣教广汗法健康管理理念；2 个督导：督导服药和督导生活处方；3 个执行：执行治疗，执行监测，执行汇报。

附：护士小 R 的感悟

广汗法是需要终身研习的健康法。我在 2017 年毕业后参加工作，有一年半的时间是在综合性西医院工作。那段时间很忙碌，一直在和病房的呼叫铃赛跑，新买的护士鞋不到半年就已经被磨坏；在看到住院患者和死神作斗争的时候，常常很无助，内心的渴望与挣扎无人能懂。

而在广汗法病房的这些日子里，没有一个病人输液打针，没有无休止的呼叫铃，没有数不清的抗生素，没有嘈杂争吵的医患关系。这里有病人之间的相互鼓励与帮助，还有一幕幕医患一家亲的场景。

广汗法病房的护士，每天除了通过督灸、艾灸、药饼灸、药泥、捏脊、拔罐、放血、电针等中医操作来为患者做治疗外，还用科室引进的精密仪器为患者做“阳气内蒸”监测、“真气从之”治疗。

“真气从之”治疗是一种量化的放松疗法，可以提高患者心灵的温度。“真气从之”出自《黄帝内经》：“恬惔虚无，真气从之；精神内守，病安从来。”这句话讲的是精神调节在治病中的重要性。“真气从之”利用了国外先进的理化手段，通过调节机体的皮温、皮电、脑电、肌电、呼吸、血容脉搏、心电等与体内真气运行有关的客观数据，来调整其运行状态，从而达到“真气从之”的目的。它可以治疗一系列与真气运行有关的疾病，如银屑病、焦虑障碍、失眠、高血压、多汗、儿童多动症（注意缺陷多动障碍）以及呼吸系统疾病。

在治疗的过程中，医生会通过音乐和画面的流畅程度以及训练的波形图来判断患者体内真气运行的状况，调整治疗方案，帮助他们达到“入静”状态，从而获得治疗效果。

广汗法病房的护士是学习型护士，我们无时无刻不在探究学习。每周一次医护人员的学习总结是最痛并快乐的时刻。我常常忐忑于自己的发挥，又常激动于所吸收的新知识。我们常常学习到晚上9点、10点，然后带着充实和满足回家。

很多患者都表示来到广汗法病房住院就好似度假，不仅是身体上的调理、皮损的减轻，还有心灵的放空。广汗法病房就好像一个世外桃源，在这里没有外界的压力，没有繁杂的事务，患者可以将自己全身心交给医护人员，充分享受身体温度和心灵温度的双重提高。这对于我们工作人员来说，是一份厚重的信任。

（二十一）2018年广汗法之“损谷法”的内涵如何表述？

答：保证精神、控制食量、保持食欲，简称“两保一控”。其中，保持食欲是关键，保证精神是前提，控制食量是手段。自身“损谷”加上药物和理疗的作用，目的是达到整体健康。“损谷”的目的是，除消化食物外，让身体还有余力自我修复。

（二十二）不吃水果会不会营养不良？

答：目前，对于很多患者来说，广汗法团队是不建议吃水果的。因为水果中属性偏凉者居多，而目前疾病谱中凉性疾病偏多，这两者是冲突的。为免于在水果的研究上浪费太多的精力，故目前医嘱不吃水果。并且按目前的实践来看，不吃水果不会营养不良。

当然患者不仅有寒性的还有热性的，所以不让吃水果目前只是一种规定，正确的理念是“辨证食养”或“辨证论食”。

广汗法健康体系认同体质食养学。体质食养在理念上是高于营养学的。体质食养学认为身体的偏，可以通过食物纠偏得以纠正。这与不论身体的需求如何，不加辨别地填充“营养”不可同日而语。

营养吸收多少，脾胃是关键！和补充多少营养的关系不大。如果身体处于相对健康状态，一般食物中提供的营养就足够了，不需要专门通过水果来补充。通过水果补充营养是误区。

（二十三）水果煮熟了，汗友们可以吃吗？

答：在集中治疗的过程中，水果煮熟了也不可以吃。很多烹饪方法是不能改变食物属性的，比如药物中的黄连、石膏入煎剂，即使煮 1 小时，比熬水果还熟，但还是属于寒性的，不会因为煮了就变成热性的。虽然也有例外，但不是我们讨论的重点，此处不再赘述。

（二十四）“见汗吃发物”对吗？

答：之前提到过“见汗吃发物”。但是，随着广汗法理论的不断完善和探究，发现“见汗吃发物”是错的或者不完整的。广汗法团队目前更多的时候告诉患者的是“无汗吃发物”。这两点貌似矛盾，实则并不矛盾。“见汗吃发物”是说在无汗、身体不通的时候比如冬季，或者不容易出汗的机体，是不能吃发物的，吃了会“外闭”而内热不断增加引发“爆炸”。“无汗吃发物”是说当出汗过多的时候，或出汗过多的人或部位，吃发物后很多时候会让出汗更多，导致“汗出身凉”，不符合广汗法“阳气内蒸而不骤泄”的目标，所以不能吃发物。

那什么时候能吃发物呢？以汗、以中为凭——就是吃了发物后，汗在向中的状态变，就能继续吃。反之，则不能吃。

举例说明，汗多的状态下，吃发物后汗趋向于变少就能吃；不出汗的状态下，吃发物后汗趋向于变得“微似有”就能吃。

具体什么时候能吃发物，实际上在病房的时候，都可以通过试吃判断出来。通过正确判断吃后的反应，再确定能不能继续吃。

什么时候不能吃发物呢？不懂广汗法，或者似懂非懂的时候不能吃。实际上，完全不懂不可怕，因为他不会随便去试。怕就怕，他不真懂，却自以为懂。

归根结底，广汗法关注的就是“热”与“汗”两点，“见汗吃发物”和“无汗吃发物”都有其适用的范围和对象，真理跨出了边界就是谬误。能不能吃发物，要靠动态地关注吃发物后的反馈来定：试吃发物的时候发现出汗由两种偏态向正常出汗的“中”态靠拢的时候就可以吃，如果发现从中间状态（微似有汗）向偏态变化时就不能吃。

（二十五）银屑病病人秋冬季吃辣椒会加重皮损吗？平时炒菜的时候可以放一点辣椒吗？

答：看情况而定。

辣椒具有温热性质、有发散作用，属于广汗法体系所说的发物。

广汗法团队认为，银屑病是身体出现问题后以汗出障碍的形式表现于外，是长在皮肤上的内科病。发物很多时候可以激发人体反应能力，发动人体的阳气，可以提供让体表变得温润的力量，促进汗路通畅，使人更容易正常出汗。

发物发动的是阳气，推动的是汗的趋势而不是发皮损，简称“发的是汗不是皮损”——汗路越通，皮损越少。这样，可以形成“发物—健康—温润”的良性循环。所以，正确食用辣椒，是不会出现皮损加重的。

但不是任何人任何时候都可以吃辣椒。通过广汗法的治疗，如果全身逐步达到正常汗出的状态，是可以少量试吃的。如果有新增皮损的现象，表示吃发物的时机还不到，就先暂停，治疗一段时间以后再试吃；随着身体逐渐变好，最后一定是可以吃的。如果是在充分了解广汗法的前提下，有意识地制造“红痒新小烦”的状态来加速治疗的步伐，属于较高层级方法，不适用于普通人，不在本问题讨论范围之内。

对于吃发物时机的把握，应该与医生进行沟通。

（二十六）银屑病患者可以使用洗发水么？可以焗油、染发吗？

答：一般不建议多洗。即使洗，也必须要以“清洁”为主要目的，不建议以“装饰”为目的。洗发水中的很多成分对皮损的刺激相当于外用药，经常反复刺激不利于皮损消退，反而会加重，甚至诱发“红皮”病。

对于焗油、染发，是严格反对的。很多银屑病患者发病的明确诱因就是焗油和染发。

（二十七）抹油的作用及注意事项有哪些？

答：广汗法团队认为抹油对干燥的皮损有很好的辅助治疗作用。

皮损缺失水分，就会干裂，鳞屑较多，同时干痒，给日常生活和工作带来很多不便。

在日常的防护中，抹油是重要的一环。抹油的作用：

（1）通过油分的滋养，让皮损处的水分代谢减缓，减少鳞屑的产生，减轻干裂，保持皮损的润泽；

（2）通过油的滋润，可以减轻瘙痒；

（3）坚持抹油可以保持肌肤的水分；

（4）临床发现，特制的油品有一定消退皮损的作用。

注意事项：在使用油品的时候一定要记住，要围绕让皮肤滋润这个目的来使用。不拘次数，少则一两次，多则 10 余次，甚至几十次，以达到目标为度。涂抹的同时，应辅以轻柔按揉，让油能更好地渗透到皮肤里。

（二十八）广汗法要求外抹什么样的油？

答：广汗法抹油的原则是安全，所以用可以食用的油。

一般来说，可以食用的油，如香油、菜籽油、橄榄油等均可以用来涂抹。通过临床实践发现，黑豆油对银屑病皮损既安全又有治疗作用，建议使用黑豆油。而经过深加工的黑豆油膏有较为确切消退某类皮损的作用。

广汗法团队主张通过改善患者整体健康达到消褪皮损的目的，所谓“广汗治人，人治病”。相较于使用外用药为主的治疗，广汗法是一种以内服中药为主的内治法。所以，能被广汗法认可使用的外用油一定是经过审慎研究和临床验证后才允许使用的。食用油、黑豆油、黑豆油膏等的润泽和治疗作用是有梯度的，具体在什么情况下使用，医生会根据患者的病情与治疗的需要选择，故使用前要征得医生同意。

对于外用油，广汗法团队的态度是，能不用就不用，要用一定要用得“稳准狠”，用得到位。

（二十九）银屑病患者在什么情况下可以抹油？

答：①皮损无论厚薄，干燥、干裂明显，瘙痒不剧烈的情况下，可以尽量抹油，抹至皮损不干燥为止，每天抹至20～30次都可以；②皮损厚硬、不易脱落的情况下，需要抹至鳞屑润透、自然脱落为止；③因干燥引起的瘙痒，可以使用有止痒效果的油品，从而有效达到防止抓挠的作用。

（三十）银屑病患者在什么情况下不可以抹油？

答：①没有明显原因的瘙痒，有习惯性抓挠的动作，不建议抹油，因为患者会借抹油的时机抓挠皮损，造成大量新的皮肤创口，加重皮损状况，从而使银屑病久治不愈，引起“假”牛皮癣；②住院期间需要观察皮损的变化时，抹油会掩盖真实的病情，造成医生误判，不建议抹油干扰病情；③皮损处有渗液，不可以使用油品，要使用水溶类的药品，具体用药需要咨询医生，不要随意使用外用药。

（三十一）情绪波动太大会加重和诱发皮损吗？

答：情绪分积极的情绪和消极的情绪，其中积极的情绪有利于提高心灵的温度，有利于疾病恢复，而消极的情绪降低了心灵的温度，不利于疾病的恢复，所以汗友们需要保持一个积极乐观的心态。

另外，"物无喜恶，过则为灾"，任何一种情绪，即使是积极的情绪，如果过于激烈，也会造成机体的紊乱，所以还需要保持一个相对稳定的情绪状态，即广汗法团队讲的"真气从之"和"入静"的状态。

（三十二）广汗法穿衣的注意事项及细节方式有哪些？

答：广汗法团队提出了正常汗出的标准，过和不及都是错误的。围绕目标，我们倡导绿色自然的生活方式，穿衣在这里有着很重要的作用。

穿衣要注意什么？第一，"穿衣务求暖"，一定要保暖。第二，衣服要透气。第三，穿衣为了正汗，通过穿衣的调整帮助人体出汗变得均匀。

人们穿衣的时候更多关注的是前胸后背，比如大衣、坎肩，实际上，这些地方是容易出汗的。而远心端的四肢，这些不太容易出汗的地方，反而关注得比较少，比如胳膊外侧、小腿前侧。所以要通过灵活调整穿衣的厚薄和面料的保暖系数，使身体基本达到均匀的温暖，达到热而无汗的状态。

服装有保暖和装饰的作用：服装能保护人体，维护人体的热平衡，以适应气候变化的影响，而服装的装饰性能满足人们精神上美的享受。日常生活中，许多人经常"有风度没温度"，尤其女性容易导致宫寒，其次容易引起关节炎类疾病，而且抵抗力会低下，反复感冒，导致免疫系统紊乱等。

穿衣时，有些小技巧可以帮助大家，叫广汗穿衣“四分法”：

1. **分片** 针对躯干部位而言，可以分为胸、腰、腹、背4片，其中胸背部是特别容易出汗的部位，而且汗出之后容易着凉，这时候需要适当减少这两片衣物。

2. **分段** 针对四肢末端，尤其是肘膝关节以下部位（这些部位都是特别容易受凉的部位），小腿特别是小腿前面一定要多多注意保暖，而上肢多汗部位，特别是夏季一定要注意尽量减少汗出。

3. **分层** 又称薄层多穿、测汗加减。夏秋季，天气凉热变化较快时，怎么穿？答案是薄层的衣物多准备几套，围绕尽量少的汗出而身体温热的目的，随时增减。

4. **分时** 每个地区、每个季节甚至每一天的温湿度都是不同的，要随着这个变化来灵活调节自己的穿着。

附录　告别2017

2017年，一定是广汗法历程中不平凡的一年。以下面3篇文章为证。

这3篇文章全都发表在2017年的《中国中医药报》上，有2篇发表在头版，其中一篇是头版头条，另一篇在3版整版发表。

有人说，广汗法早到了20年！不知道该喜，还是该悲。

无论如何惊心动魄，都过去了！留给广汗法的只有——理性，理性，更理性。留给我自己的只有——感谢、感动、感恩……

一切都会过去，一切“都付笑谈中”，唯有理性的光辉可以照亮前程——

银屑病高手张英栋讲述从银屑病治疗体悟中医传承与创新

作者：张英栋

导读：

《中医药发展战略规划纲要（2016—2030年）》提出要“扎实推进中医药继承”，尤其是“加强中医药理论方法继承”，“着力推进中医药创新”。山西中医药大学中西医结合医院张英栋在探求银屑病的中医治疗过程中，精研经典，创新性地提出“广汗”疗法，创建“纯中医病房”，疗效显著。这一切都来源于他扎实的中医理论功底，正如他在文中所说“传承是根、是本、是源，创新是枝叶、是花、是果。根深才能叶茂”。他

“不以新为目的”去创新，以中医药理论方法的继承为本，把根扎稳、扎实，给中医药如何传承创新以启示。

在人与天地更容易沟通的古代，在东方西方，几乎同时出现了一个“爱智慧”的时代，被称为“轴心时代”。那个时代的智慧可以被超越吗？还是只需要被充实？中医传承与创新的问题，与此类似。

喜欢读刘明武先生的书，这些书让我学着以天地的视角看待人，学着以东方科学的视角来看待当今的中医；喜欢读《易中天中华史》，虽然读得不多，但是我记住了“文明的意志和中华的位置”，进而思考中医的位置，和今日中医的责任。

在26年的中医学习中，中医智慧似乎总是离我又远又近。经常已经觉得真理在手了，再前进一点，突然发现又归零。“入之愈深，其进愈难，而其见愈奇。”（语出王安石《游褒禅山记》）

在一次次重新开始的思考中，在一次次抽丝剥茧的学习里，迷上中医，爱上中医。

智慧是形而上的，规律是形而下的。智慧需要做减法，规律需要做加法。无穷的规律里面，有幸发现一二，想通一二，用懂一二，竟然解决了之前很难解决的问题。

有限的学习中，经历了迷惑、亢奋、激越、沉静……脑海中经常会只剩下两个字：敬畏——敬畏天地，敬畏生命，敬畏健康，敬畏疾病。

“可道非常道”，“道之出口，淡乎其无味”，传承的是智慧，是心法，是解读天地秘密的视角。

“日新之谓盛德”，“苟日新，日日新，又日新”，创新的是器，是术，是更契合当世的规律。

传承是根，是本，是源；创新是枝叶，是花，是果。根深才能叶茂。希望我的有限经历与思考可以给大家一些有益的借鉴。

（一）承传桂枝汤　新意万千

水流再远离不开源头。经典的学习，给中医人一个共同的源头；而经典学习中取得的共识，可以铸就中医人共同交流的基础。经典的学习，给中医学所有的流派、所有的方法一个从发生学上学起、追根溯源的好方法。

谈起中医临床的经典，首推《伤寒论》。下面以桂枝汤的学习为例，谈谈如何学习《伤寒论》，如何“不以新为目的”来创新。

（二）关于“广汗法”

“广汗法”貌似创新，实则是对于《伤寒论》的传承。

第 12 条现行本方后注为：“……适寒温，服一升。服已须臾，啜热稀粥一升余，以助药力。温覆令一时许，遍身漐漐微似有汗者益佳，不可令如水流漓，病必不除……”基于临床考虑，“一时许”作为对于“温覆”的时间要求，缺乏临床意义，而“一时许”与“遍身漐漐微似有汗”关联起来，则临床意义清晰。“一时许”作为汗的时间要求，与“遍身”“漐漐”“微似有汗”合起来组成“正汗四要素”，作为人体最大的器官——皮肤功能恢复正常的标志应用于疾病的诊断治疗中，即“正汗指征诊疗体系”，又称为“广汗法”。广汗法用于治疗银屑病及其他疾病都取得了一些临床上的突破。

广汗法的汗，是着眼于《伤寒论》原文的推敲和医理的思考。对经典学习越深入，对汗的理解就越深，临床法门越多、越灵动。

广汗法的新，应该归功于桂枝汤的传承。

（三）关于“将息法”

“将息法”貌似创新，实则是对于《伤寒论》的传承。

对于“将息”的疑惑，始于数年前。“将息”是一个词，还是“将”与“息”两个词？请教古汉语专家后得知，在古汉语中两者均可，需要以医理来定。

古汉语中“将息”可以解读为“前进和停止”，即加和停。仲景原文中有严谨的证据吗？学习《伤寒论》原文，推敲与“将息”有关的9条条文可知：

第一，相关的9条条文方后注中包括七方面内容：药物煎法；服法；覆；得效指征，如微似汗、汗出愈；啜粥；将息；禁忌。可知将息与其他项目是平行出现的，是并列关系，不是包含关系。将息不包括煎煮、温服、覆取微似汗、啜粥、禁忌等内容。

第二，第14条、第31条和第35条明确指出“余如桂枝法将息”，可知将息的本义在第12条条文中。

第三，第12条方后注中，有七方面内容：煎煮方法；服法；温覆；得效指征；啜粥；是否尽服、再服；禁忌。与涉及“将息”的9条条文中的七方面对应的内容作对比，便能突显“将息”的本义。“病差，停后服”讲的是“息”——中病即止；“更服……后服小促其间，半日许，令三服尽……一日一夜服……更作服……乃服至二三剂”讲的是“将”——围绕目标不断行进、加量。

第31条“诸汤皆仿此”，可见“将息”的运用范围广泛。仲景原文中，十枣汤、理中丸、麻子仁丸、瓜蒂散、百合地黄汤、桃花汤、大小承气汤等方后没有出现“将息”的字眼，但都明示了“将息”之法。笔者将之命名为“将息法”，方便推广应用。

将息法的新，貌似在创新，其实应该归功于桂枝汤的学习与传承。

没有病房时用“将息法”已经很多，纯中医病房成立后，用将息法更多。不仅使用桂枝汤的时候用，用白虎汤、越婢加术汤、四逆汤等其他方剂时都在用。举例如下：

叶某，男，19 岁，新疆人。因“全身大面积斑丘疹、鳞屑伴瘙痒 9 年，加重 3 个月”于 2016 年 11 月 22 日入纯中医病房。9 年来久经治疗，病情反复。1 年前病情加重，网购外用药涂抹后疼痛明显，停药后全身症状加重。自觉身冷，夜间明显，覆衣被后冷不减，手冷明显，下肢不出汗，上身易出汗，大便偏干、1～2 天 1 行。全身大面积斑丘疹、色暗红，皮损剧痒，影响睡眠。舌苔薄白，舌下淡凝。给予四逆汤（制附子 30g，干姜 30g，生甘草 30g）口服，每日 1 剂起，将息法；饭后服当归饮子，每日 1 剂，兼针灸等辨证施治、综合治疗。

2016 年 11 月 22 日至 2016 年 12 月 1 日，虽全身红斑明显，以自觉身冷，以人为本治疗，以将息法用四逆汤，服药加量至 3 剂时，怕冷明显减轻，身体逐渐变暖，小腿可微汗，手凉好转，由于未达“身热”目标而继续加量。加量至 4 剂时，全身温热，已无冷感，手凉好转，皮损处发烫，痒剧。26 日夜间出现发热（体温 38.9℃），未退热，继续加量至 5 剂，促进温通，全身温热，皮损消退，已达目标而开始减量，逐渐停止。最终全身温热微汗，无冷感，手脚温热，全身皮损变薄。

（四）关于“攻表法”

“攻表法”貌似创新，实则是对于《伤寒论》的传承。

成立纯中医病房，除了可以系统治疗，还有一个附带的好处，就是组成团队，方便集体学习《伤寒论》。经历了一年多的摸索，我们得到学习《伤寒论》进步较快的一条门径，于是在桂枝汤用法上又有创新。

桂枝汤的功效，大家一直在谈论“解肌”“和营卫”，但是对于“攻表”谈的人不多。从《神农本草经》和《名医别录》中研究芍药，发现其核心功效在“攻”，加之《伤寒论》中有桂枝汤“救表”“攻表”的直接表述，于是我们重视并且发展了桂枝汤的“攻表法”。限于篇幅本文不再赘言，会有专文介绍。

“攻表法”的新，貌似在创新，其实应该归功于对经典的学习与传承。

《伤寒论》桂枝汤条文中，还有无数的秘密，只要有心、用心入得进去，满目皆是待雕琢的璞玉；如果无心，或者太急，走马观花，那些临床的秘诀自然与你无缘。

（五）守住人为本　心法一言

写这段文字时，数年前记者采访我的文章中的几个字突然出现在我眼帘：视患如亲。

平心而论，我做得远远不够。但有现在这点收获，这点应该算是个窍门。

古语云：“己所不欲，勿施于人。”又云：“老吾老以及人之老，幼吾幼以及人之幼。”

中医乃奉亲养老之学（我的解释不一定和古人的本义一样，但是可以解释明白我的心意）。奉亲是侍奉自己的亲人，养老是自己年老有病时帮助自己。

我们学的中医是要给自己用的，不用心可以吗？

“己所欲，施于人。”

在2005年8月广汗法缘起之初，还没有现在这样明确的目标。只是一种恻隐之心，看到患者那样真实的绝望，觉得不忍。还有一点就是，觉得中医泱泱数千年传承，就没有治疗这个问题的秘诀吗？

在走上攻克银屑病的道路前，我主攻方向是损容性疾病——痤疮、色素斑、扁平疣等，当时已经意识到了当代疾病多阴证的特点。并且研究损容性疾病时，发现中医外科缺乏从生理、病理上进行的系统论述，或者说没有从大内科的角度出发进行一气贯通、“以人为本”的思考。

偶然，好友把一位10年不愈、越治越重的女性银屑病患者介绍给我，相处半年中我亲自带患者 2 次赴京治疗，最后患者把所有的希望都寄托在我身上，3 个多月寝食不安地查阅，突然，一个不起眼的资料中，“汗”出现了，在随后的学习和思考中，以“汗”为思路的实践越来越清晰。

“为求贯通遇广汗法”，这是多年后我想到的一句话。人体的规律中有汗，健康的表现中有汗，终于“广汗法”应运而生。

“汗”，激活了我多年来对于中医学习、思考、求索的知识积蓄；

“汗”，让那位绝望的患者有了希望，而且过上了正常人的生活；

“汗”，让我找到撬开中医宝库、解读人体密码的一把金钥匙……

我应该感激那位患者，没有她“逼”我，“汗”便与我无缘。也应该感激“独立思考”的个性，没有“依理不依人、依了义不依未了义”的习惯，也许广汗法便与我无缘。

广汗法可以给患者不仅是长远的，而且是快速的疗效（立足长效求速效）；广汗法可以给患者不仅是没病，而且是更健康的身体；广汗法可以给患者不仅是身体的，而且是整体的，包括精神的变化。广汗法的大厦还需要太多的砖和瓦，现在更多只是在我的脑海中勾勒出的一幅幅美丽蓝图，就已经给了无数银屑病患者和其他疾病患者健康或者健康的希望。

希望它更快地成熟，“己所欲，施于人”。

（六）科学纯中医　创新病房

谈到纯中医病房这种治疗模式的创新，还是那句“己所欲，施于人”，还是为了疗效，为了严谨地出疗效，逼出来的模式。

至于科学，我认为首先是一种求真、务实的态度，其次是一种分门别类地精准解决问题的方式。

科学与中医，矛盾吗？一点也不矛盾。中医可以理性地解决临床问题，科学让这种理性传播得更远，让更多的患者受益。

2 年前笔者在《中国中医药报》发表过一篇文章，题目为“中医人要‘学会打歼灭战’”，表达了建立纯中医病房的初衷。

文中首先针对同道讲的“中医治愈率、有效率实际上是不高的”的话题进行了分析。建立临床“根据地”，可以让中医人集中精力，找到别人没有找到的规律，解决别人不能解决的问题，进而建好“根据地”，扩大“根据地”，各个击破，保持“中医治愈率、有效率是很高的”有利局面。纯中医病房就是中医的临床“根据地”。

文中接着谈到，很多中医耻于“只会治一种病”。其实如果你真的“会治一种病”，对于中医发展便是有功的。“会治一种病”也不容易，没有大量其他病的历练，没有对中医整体观的反复体验，医者的眼界便会慢慢变窄，连一种病也不见得会看。在“会看很多病”的基础上，有策略地选择优势病种，系统观察、治疗，“根据地”便建起来了，为打“歼灭战”做好了准备。

抛开那篇文章不谈，建纯中医病房，还有一个好处便是方便做“科学中医”，“做科研型临床”，实践“疗效客观化、可视化”。广汗法应用十几年来，一件件科技仪器在渐渐浮出水面：动态恒温静浴仪、汗出状态动态监测仪、皮肤能量分布动态监测仪、微汗机器人……有些已经申请专利，有些已经试用于临床，有些还停留在思考中。只有在纯中医病房这样的“根据地”里，理论、规律、器具的推进才更容易落实。

笔者在 6 年前就谈到了中医发展的 4 个度：思维的高度、眼界的宽度、认识的深度和前进的速度。

以人为本，关注人体内环境的稳定和对外环境的适应，体现的是思维的高度。

各种病都看一些，关注自身研究之外的领域、别人在做什么，保持的是眼界的宽度。

每个人的精力有限，如果任由自己精力分散，怕将一事无成。而建立单病种根据地，集中精力“断其一指”则容易维护认识的深度和前进的速度。

在那篇文章发表后不到一年的时间——2016 年 1 月 7 日，银屑病纯中医病房成立了。《山西日报》以《我省开全国先河建纯中医病房》作了报道。2017 年 9 月将有专著《儿童银屑病纯中医病房实录》正式出版。

作为广汗法的第一个系统治疗临床基地，我们为规范治疗银屑病项目提出了 6 个目标：疗效客观化、标准精细化、思维理性化、诊疗系统化、控制科技化、国际通用化。

截至 2017 年 5 月，近 16 个月的不断打磨，244 人次入住纯中医病房（仅有 1 人用了口服西药配合治疗），成就了目前银屑病纯中医病房的初步特色。

很多同道质疑，“不输液不打针”，纯中医病房可以存活吗？为了回答这个问题，我们把纯中医治疗检查项目粗略整理了一下（保证疗效、系统治疗、形成合力）：联合方组口服，中药浸渍疗法，点穴，艾条灸，闪罐、走罐疗法，火针，电针，督灸，穴位贴敷，小儿捏脊治疗，推拿治疗，中药熏药疗法，放血疗法，中药不保留灌肠，中药保留灌肠，皮肤能量分布动态监测。

今后应该还有更多的中医项目有机地配合进来，如浮针、腹针、耳穴等。

实践纯中医病房，有三点感受最为明显：

第一，遇到需要抓紧时机，打“歼灭战”“攻坚战”的时候，门诊诊疗是没有办法进行到位的（古代这样的情况是大夫在病人家里守着，现在多不具备这样的条件）。

第二，和病房有基础数据，和持续监测的治疗比起来，门诊中医大夫的治疗无异于“裸奔”(缺乏数据防护和预警,对于医生和患者来说都是不利的)。

第三,纯中医病房可以作为中医带教的基地,用客观、连续的事实说话,增强青年中医临床的信心。

(七)真理海无边 谦乃上善

西方科学史上的“巨人”艾萨克·牛顿曾经说过:“我不知道在别人看来,我是什么样的人;但在我自己看来,我不过就像是一个在海滨玩耍的小孩,为不时发现比寻常更为光滑的一块卵石或比寻常更为美丽的一片贝壳而沾沾自喜,而对于展现在我面前的浩瀚的真理的海洋,却全然没有发现。”

这是我的第二本专著《银屑病广汗法治疗心路:我对“给邪以出路”的临证探索2》的跋的开头部分,作者是曾经的学生孙学达。

非常喜欢这段话,因为它常常在告诫我,在小有所得时我们不免要“沾沾自喜”,连科学史上的巨人也不能免俗;但是,一定要明白,片面和头脑发热需要时时警惕,我们是渺小的,在“真理的海洋”面前。

要正视自己,对于千百年来传承的中医智慧、规律、器、术,我们都知之甚少。对于中医之外的智慧,我们就更是知之甚少。要时刻保持发自内心的谦逊。我经常告诫自己和学生,如果我们治好了一些患者,即使是久治不愈、来自北上广甚至是海外的、历经高手治疗的,我们也一定要告诉患者治好他是中医的功劳;而当我们没有治好一些病人的时候,一定要诚恳地告诉他,是自己不行,并不代表中医不行。

治好时,我们可以暂时代表中医接受赞扬。

没治好时,一定要明白没有一个人可以代表传承数千年的中医。

“众人划桨开大船”,每个中医人都发自内心地敬畏人体的规律，每个中医人都发自内心地敬畏中医的智慧，中医这艘船才有可能真正成为“大船”，真正成为天佑中华的“中医”。

纯中医的“广汗法”阻击“不死癌症”银屑病：患者远赴山西先考试再住院

作者：柴玉

山西省中西医结合医院有个治疗银屑病的纯中医病房，患者来自全国各地，曾饱受银屑病折磨，在采用了张英栋提出的“广汗法三通六顾方药体系”后，病情明显好转，甚至完全治愈——

郝然（化名）听了张英栋的话，心里有了亮光，眉头渐渐舒展开了。郝然今年27岁，北京姑娘，貌美如花。她发现皮肤出现异样，是在准备拍婚纱照的那个早上。先是胸前出现了密密麻麻的小红点，随后是后背、腿部。专家诊断为急性点滴型银屑病（牛皮癣），让这位待嫁新娘仿佛瞬间跌入了冰冷的深渊。

给她诊断的医生推荐了张英栋，山西中医药大学附属中西医结合医院广汗法研究室主任，一个帮病人正确出汗治愈银屑病的大夫。

“这个病没什么不好。”张英栋微笑着对眉头紧锁的郝然说，疾病在皮肤上，我们可以第一时间发现，并积极治疗，以尊重、顺应的态度和皮损对话，让身体从偏离的轨道回来，就能收获健康，“回去看看广汗法的书，读懂了来考试住院。这段时间不做任何治疗，身上的红点如果越来越多，不用惊慌，对疾病本身，是件好事。”

“是好事”“广汗法”“考试入院”……郝然虽然不能完全听懂张英栋的话，但是已经很期待这次治疗。

（一）入院考试，你准备好了吗？让患者成为自己的医生

2016 年 1 月 7 日，由张英栋牵头的银屑病纯中医病房在山西省中西医结合医院成立，设立了 11 个独立床位。所有入住纯中医病房的患者必须通过网上预约，参加考试后入院。不仅患者本人考，陪护家属也要考。

“广汗法治疗银屑病的首要条件就是以患者为主体，入院考试不是为难患者，而是希望他们能了解银屑病，知己知彼，百战百胜。”张英栋说，小病靠医生，大病靠自己，患者只有真正理解主治大夫的理念，理解广汗法并完全配合才能事半功倍。

经过一段时间准备，郝然坐上了去太原的动车，来到位于山西省中西医结合医院建设路分院四层的银屑病纯中医病房。考试是在治疗室进行的，试卷分 ABCDEF 卷，有填空、判断、选择和问答题，考试时间半小时。郝然虽然分数不高，但还算顺利通过考试。

接下来是入院常规检查。下午 5 点半，郝然被通知带上笔和本子参加医患交班会。交班会前，她看到十几个人嘻嘻哈哈，聊得很开心。如果不是有人穿着白大褂，根本分不清谁是大夫，谁是病人，他们之间互唤对方名字中的最后一个字，像是多年的老朋友，也像个大家庭。

大家先做了一套八段锦，接着都拿出小本子，患者介绍自己一天的情况：出汗匀不匀、精神好不好、大小便怎么样……医生认真地记录着。然后会由一名医生或者护士讲“每日一课”，其间会提问患者，患者也可以就所讲内容，结合自己的病情分享感悟。与其说是交班会，不如说是一次小型学习研讨会。

在整个交班过程中，郝然发现，很少有人提到皮损，这让她觉得奇怪。“忘了病，关注汗，关注人的整体健康，可达到不着力于治病而病自治。”张英栋这样解释，银屑病是全身状态失衡的一种皮肤异常表现，而汗出情况是皮肤状态的一个直观的指

征，汗出障碍是病的根本，汗出恢复和保持是治愈的根本。

郝然当天在小本子上写道：交班会就像家庭聚会，没想到医院里还能这样温馨。通过正确出汗来治病，这太神奇了。虽然还不能完全理解，但是很赞赏这种学习型的治疗。

（二）广汗法诞生记　源于经典的创新

张英栋的广汗法源于对《伤寒论》原文的推敲和对医理的思考。“对经典学习越深入，对汗的理解就越深，临床法门越多、越灵动。”

在治银屑病之前，张英栋的主攻方向是损容性疾病——痤疮、色素斑、扁平疣等。偶然一次机会，朋友把一位 10 年不愈、越治越重的银屑病患者介绍给张英栋。看到患者一点点绝望，张英栋实在不忍，他花了 3 个多月时间，废寝忘食地查阅书籍。突然一天，一份资料中的“汗”字让张英栋有所悟，在随后的学习和思考中，以“汗”为思路的实践越来越清晰。

《伤寒论》中有句话：“温覆令一时许，遍身漐漐微似有汗者益佳，不可令如水流漓，病必不除……”“一时许”与“遍身”“漐漐”“微似有汗”合起来组成“正汗四要素”，应用于疾病的诊断治疗中，即“正汗指征诊疗体系”。随之，“三通六顾”方药体系逐渐清晰：治疗以“通”为核心，“通”以汗为标志，“三通”为表通、里通和气通，“六顾”为一顾缓急、二顾阴阳、三顾部位、四顾寒热、五顾虚实、六顾脾胃。“广汗法”应运而生。

“微汗、均匀、持续、和缓；一天到晚，全身总是暖暖的、潮潮的；一时许，遍身漐漐，微似有汗。”郝然每天都会念上几遍。做到“一滴汗出遍全身”不是件容易的事情。郝然，还有病友们，与广汗法团队共同研发了神器如黑豆油、羽绒护腿套、控汗粉。擦拭黑豆油可以使皮肤温润，穿羽绒护腿套能帮助最不容易出汗的小腿汗路通畅，控汗粉防止局部汗多。

患者有时也会焦虑，为了防止复发，以后都要这样时时关注汗，该有多累呀！首都医科大学附属北京中医医院皮肤科主任医师张苍在给广汗法的书写序时说："佛家讲，汝今能持否？因为惰性，很少人会主动修行。但是有了银屑病，就有了一个修行的契机，一个关注自身健康的契机。把自我治疗视为主动修行。一生如此，不亦乐乎？"也正如张英栋所说："我们可以在修炼正汗的过程中培养慈悲心、平常心、正觉心。"

一个星期后，郝然在小本子上写下了一句话："学会看懂身体的语言和密码。尊重皮损，尊重身体有问题时症状的提醒，给健康一点时间。为健康好好修行。"

（三）十八般武艺齐上阵　创立纯中医病房模式

早上8点，和往常一样，张英栋带着4名主治医生查房，问诊、号脉、看舌相，然后调方子。在纯中医病房住院的患者都是两天一方，一天两次问诊。张英栋的手机里存着所有他看过的病人的方子，他要随时调出来根据药方回答患者的各种询问。

纯中医病房的大夫和患者，有一个叫"汗友会"的微信群，方便大家交流。郝然喜欢"汗友"这个称呼，也努力成为一个合格的"汗友"。

早上9点，住院的"汗友"们准时开始做治疗。第一项治疗是督灸，在患者的督脉大椎至腰俞的脊柱部位，铺上3cm厚的姜泥，姜泥上面放置三角锥形的艾绒，点燃艾绒，灸半小时，随后换上新的艾绒……督灸后身体温热，对补阳气、调节免疫有很好的效果。

接下来的火针治疗是最令"汗友"们觉得惊心动魄的。给郝然做火针的是山西中医药大学针灸推拿系的张瑞。硕士研究生毕业后，张瑞就跟着张英栋学习广汗法。张瑞在行针时，动作娴熟、敏捷、准确，一刺即达所需深度，很像武侠高手“小李飞刀”，例无虚发、刀刀制敌。

按照君臣佐使配伍汤药；电针、火针；督灸、艾条灸；放血；闪罐、走罐；推拿；穴位贴敷……在这个纯中医病房里，每一位中医都有十八般武艺。

张英栋说，银屑病纯中医病房是为了实现“中医思维理性化，中医诊疗规范化，中医疗效客观化”的愿景。

截至 2017 年 6 月底，来自全国各地的 258 名患者入住纯中医病房，仅有 2 人口服化学合成药物配合治疗，其余患者全部应用中医方法和天然药物，所有患者全部做到了不输液、不打针，成就了目前银屑病纯中医病房的初步特色。

广汗法应用十多年来，一件件中医诊疗器械渐渐浮出水面：动态恒温静浴仪、汗出状态动态监测仪、皮肤能量分布动态监测仪、微汗机器人……有些已经申请专利，有些已经试用于临床，有的还在进一步实验。

通过治疗和学习，郝然的治疗日志写得越来越专业：“《黄帝内经素问》里讲道，‘其在皮者，汗而发之’，提示人体内的垃圾应该向外发散。每天的督灸、电针、火针等中医治疗，就是让我们气血通畅，帮助体内垃圾的排出，把身体控制在健康状态，达到阳气内蒸、腠理开通，以得正汗。”

（四）可以喝羊汤、品温酒？颠覆观念的生活处方

郝然刚住院时，看到病友们吃羊肉、喝温酒，十分吃惊。在她的意识里，皮肤病是绝对不能吃发物的。

“发物本身就是治疗银屑病的药物。”张英栋说，发物可以补充和发动人体的阳气、脾胃之气，可以提供让体表变得温润的力量，促进汗路通畅，达到正常出汗。吃发物若能使体内更加通畅，发物就成为银屑病患者的“保健品”，不但能预防银屑病复发，还能预防其他疾病。

但是，吃发物有个原则，就是“见汗吃发物”或者住院后在大夫指导下吃发物。在治疗的第2周，郝然开始试着每天喝羊汤，喝后身体暖暖的，微微有汗。她知道，她的体表开始通达，出汗开始慢慢正常。

广汗法的治疗体系分两方面，一方面是方药的应用，另一方面是生活处方，就是教会病人在日常生活中要做哪些调整。郝然在治疗中学会了“四多两温度”，其中“四多”指适度多晒太阳、适度多运动、适度多穿、适度多吃发物，“两温度”指身体的温度和心灵的温度。

说到温度，颠覆郝然观念的还有张英栋对待发热的态度：珍惜发热、享受发热，正视发热，感激适当发热和创造适当发热的机会。张英栋认为，发热是阳气与外邪相争的结果，只要安全，发热就是在治病。张英栋的很多患者是经过偶然发热获得很好的临床效果，而很多患者却是因为外感病发热被误治而得的银屑病。

郝然在总结自己的发病原因时，找到了患病的“导火索”，病前扁桃体发炎引起发热，体温39℃，随后去输液消炎。退热后没过多久，身上就开始出红疹。

她在日志本上写道：“现在我的小目标是，保持身心都暖暖的。偶尔来一次发热更好，调动体内的‘好医生’，提高自疗、自愈能力。”郝然的治疗已经从被动转为主动，从最初对张英栋充满信心到现在对自己充满信心。

（五）治疗“不死的癌症”，还有更绝的　遵循生活处方，不药而愈

银屑病被称为“不死的癌症”，然而有患者不用药，通过广汗法就自愈了。如果不是郝然亲眼看到，怎么也不会相信。

有个被诊断为银屑病的5岁小男孩，孩子妈妈一开始读张英栋的广汗法书籍，是为了能通过入院考试。在读的过程中，严格给孩子用书里写的生活处方，并通过电话、微信及时和张英栋沟通，没想到1个月后，孩子身上的皮损没有了。爸爸妈妈带着孩子和一面锦旗赶到太原，感谢张英栋。

银屑病患者在没有服用任何药物情况下，通过广汗法生活处方就把病治愈了。张英栋的"汗友"群里，有不少这样不药而愈的例子。

张英栋说："医生不是卖药的，应该是教练，引导病人康复。纯中医病房的治疗更像是应急培训和集中训练，目的是让患者更好地贯彻生活处方。"

"我们可以用药物帮助人体恢复正常出汗，也可以通过其他方式比如运动、调节情绪、晒太阳、泡澡等生活方式的调整让人体慢慢恢复正常出汗。如果遵循生活处方，实现了正常出汗，就会不药而愈。"

不过张英栋也强调不能迷信不药而愈，"是否可以不药而愈需要专业的医生来动态判断。执迷于不药而愈，和执迷于药物和医生，同样可怕。一些患者学习广汗法后开始执迷自愈，错过了最佳治疗时机，非常可惜。从比例上看，不药而愈的比例不会超过3%"。

在郝然住院的第21天，大夫通知她可以出院了。为了和刚入院的皮损作对比，她拍了照片，急性点滴型银屑病的皮损已经全部消失了。

"看到对比图时，我惊呆了，除了电针、火针留下的针眼，根本看不出曾经皮损的痕迹。我感激这场病，是它让我停下来，感知生命；感激广汗法，它让我开始敬畏疾病、敬畏健康，让我的生命得到重启。"

患者入院先“考试”被质疑，却没有人想过为什么要“考试”

作者：朱蕗鋆

近日，媒体一篇《患者医院住院需要先考试？》的文章在各大网站转载并引起讨论，山西省中西医结合医院银屑病科的张英栋医生让患者考试住院的方式遭质疑，而考试内容出自他自己的书也被部分媒体认为有卖书之嫌。那么，事实真相究竟怎样？《中国中医药报》记者进行了深入了解——

（一）“考试”真是为求利求名吗？

记者注意到，在这些质疑声中，大家更多关注到“考试”这一行为以及由此引发的炒作和卖书等联想，便展开口诛笔伐，却没有人思考考试的真正原因。

首先，医生有限的患者数量无法影响书的整体销量。其次，按报道中所说一整套书的价钱计算，医生所得版税不到10元，而出题、监考、批改、讲解等所付出的时间成本却是巨大的。至于炒作的说法也是无法成立的，张英栋因治疗银屑病效果显著早已声名在外，医院通过人才引进方式将其招入，大多患者也都是慕名来找他看病。

本报记者了解到，所谓考试只是科室内部住院前的测试，是为了测试健康宣教的效果，辅助治疗。对于急性发作的患者，张英栋医生一般都会先救治，“不及格不给看病”的说法并不存在。

（二）“考试”的真正原因是什么？

首先，张英栋擅长治疗的银屑病是一种非常复杂的疾病。北京中医医院皮肤科副主任张苍主任医师表示，“银屑病是在一定的遗传背景基础下，多因素相关的一种皮肤病，它不单与神经、免疫、内分泌、代谢等躯体因素相关，还和一个人的生活环境、心理状态、饮食习惯、起居习惯等个人行为模式密切相关。”张苍医生还说到，疾病的治疗过程不是医生单方面努力所能完成的，必须要医生、患者、社会、家庭共同努力，才能达到较好的效果。

……患者不了解银屑病的基础常识，生活中不注意，很容易复发、加重。医生的口头告诫有时并不能产生较大影响，在患者很多的情况下，也无法一个个全面讲解。张英栋称，小病靠医生，大病靠自己，考试是为了让病人能够认识健康，了解银屑病，治病不能只治表面问题，还得让病人知道怎么才能不得病、得了病怎么办。加强患者及其陪护人员的健康学习意识，积极配合治疗，对最终的疗效会起到非常重要甚至决定性的作用。

另外，张英栋治疗银屑病所使用的广汗法是一种学习型的治疗方法。在记者此前的采访中，张英栋曾表示，“广汗法治疗银屑病的首要条件就是以患者为主体。患者只有真正理解广汗法并完全配合治疗才能事半功倍”。通过考试便能检测患者是否真正理解和认同这种治疗方法，唤醒患者的主体意识，为医患合作、医患共赢打下良好基础。

河北省中医药科学院副院长曹东义认为张英栋的做法很有道理。《史记·扁鹊仓公列传》提到过“六不治”，其中因医患关系不和谐，或者不听从医嘱都会影响治疗效果，扁鹊也会拒绝对这样的患者进行治疗。良好的医患关系，以及患者对于治疗方法的了解、配合，是治疗成功的关键。对于张英栋的广汗法，有些人不了解，须要先学习，这样就避免了疑虑和盲从，也避免了日后的纠纷。

张英栋所在科室的病人住院期间每天都会有一次医患交班会，患者会根据自己的病情分享感悟，医护的“每日一课”也会为患者提供指导。只有让病人自己去不断学习，消化理解，才能有助于疾病的治疗和康复，把健康的钥匙掌握在自己手中。在这个纯中医病房住院的患者都是两天一方，一天两次问诊，对作息时间也有要求，从患者多方面整体调节。医院宣传处相关负责人表示，医院对张英栋医生的疗法是充分肯定和尊重的。一位出院的患者曾向记者表示，通过住院治疗，密切配合医生的治疗，他发现自己的皮损已完全消失。

除了住院系统学习治疗，也有患者通过自我学习，在张英栋的指导下缓解疾病。之前有个被诊断为银屑病的 5 岁小男孩，孩子妈妈为入院考试买了张英栋广汗法书籍并读给孩子。在学习的过程中严格给孩子使用书里写的生活处方，并通过电话、微信及时和张英栋沟通，一个月后，孩子身上的皮损没有了。

通过这些我们可以看到医生为了解除患者痛苦的良苦用心，从入院考试开始，为其引向自我学习治疗的方向，这正是广汗法所倡导的，而广汗法的疗效也得到了患者认可。入院考试是为了让患者了解银屑病，理解广汗法，为后期治疗做有效铺垫，最终目的还是这两个字——疗效，而考试只是一种健康教育和辅助治疗的手段而已，倒逼住院患者了解自己所患疾病的成因、症状、治疗与康复要注意的事项等，更好合作治病。

（三）通过“考试”就要买医生的四本书吗？

一些报道用“捆绑销售”等类似词汇，让读者认为想要通过考试就必须购买全套书籍。但张英栋曾表示，网上也有很多视频以及科普文章介绍广汗法，患者也可以通过其他渠道来学习，并不是非要买书才能通过考试，在其他媒体报道所提及的微店里，这套书的销量也只有 32 套。可以看出，网上的“必须买四本书才能通过考试”一说非常片面，“通过考试来卖书"的质疑也是因为没有去了解医生广汗法的内涵，只看到某些报道对"考试"入院这件事的放大和联想，没有去思考为什么要考试以及考试与疗效之间的关系而产生的误解。

某媒体在其8月29日报道中称"原本应于今日出诊的张英栋医生并未出诊"，还说道"银屑病科的入院考试也已经暂停，涉事的张英栋医生已经停诊，现在无法给出具体的复诊时间"。但据记者核实，8月29日当天张英栋医生正常出诊，在为患者看病；报道中所称"为患者预约并给出微店买书链接的'郝医生'"在张英栋所在科室及医院都查无此人，微店与其科室也没有关联。

至于有媒体提到此举会"影响医患关系"等问题，患者是最有发言权的。有位出院的患者在质疑风波出现后，主动在本报官方微信下留言道："住院期间医患间像家人一样，出院后再次深深感到张英栋主任的用心良苦，通过看书学习让我们了解学习了不少银屑病知识，虽然只住了几天院，但治疗却不仅仅是住院的几天。"

（四）媒体质疑值得我们深思什么？

相比媒体的口诛笔伐，网友对此态度倒比较冷静。据中国中医药报社舆情监测研究中心对微博评论及新闻留言的分析，有六成网友对考试的做法持支持态度。而知乎上关于此事赞同数最多的网友在其回答中说，医生不厌其烦地让患者甚至陪护人员都要考试，逼着他们学习疾病基础知识，恰恰证明了这是一位认真负责的医生。

其他媒体之所以会有如此多的质疑，一方面是因为在报道前没有主动了解银屑病和其治疗方法，另一方面也反映出很多人对中医理论整体观的不了解。

有个说法是"西医治病，中医治人"，是因为中医强调人自身是一个整体。在对疾病的认识上，中医不仅关注这个病，更注重生病的人，以及与疾病相关的各种因素。不仅治病，还要治未病，帮患者调理出健康的身体。注重自我学习的广汗法，正是张英栋医生在运用中医特色治疗中整体观的体现，展现了中医的优势和方法创新。让患者了解自己身体处于什么状况，从根本上调理改善身体状态，这样的事做来本就吃力，而张英栋所面临的质疑与非难，更是很大程度反映了现下中医的生存环境。

目前，张英栋的做法是否违反有关规定，有待界定，但就舆论中反映出的诸多质疑，应引起我们的深思。媒体的批判态度和建设意见应当尊重，但在下结论之前，还须多一些了解和思考，从患者健康、医患更好协同的角度出发，营造良好的医患秩序。相信有关部门通过调查，会给出公正的结果。

跋：一个中医的认知之旅

张英栋老师是我中医临床的第一个启蒙老师。2012年，我读大三，偶然获得跟师学习的机会。第一天去门诊，就被老师与众不同的思维方式触动。他问我："四物汤的核心功效是什么？"我答："补血基础方。"老师听后淡然一笑，告诉我："你回去查文献，梳理清楚，然后思考这个问题。"我顺着老师的指引去做，竟然在原以为的平淡无奇处发现了"美景"，并在老师的指导下完成了人生中第一篇发表在《中国中医药报》的文章。以此为开端，老师又启发、指导我完成了一次又一次的中医学术与临床的思考、写作。因此，每次聊起张老师，我又会说他是我在中医写作路上的启蒙老师。

写作这件事不可小觑，它让我时不时浮躁的心归于平静，又让我混乱的思路在平静中得以梳理。

2013年，老师把即将付梓的书稿《银屑病广汗法治疗心路：我对"给邪以出路"的临证探索2》拿给我看，让我写一下读后感。我认真读完，加上一年多的跟师学习获得的认知和体验，写了一篇《最珍贵的，都是免费的》。文中的一字一句，都并未经过头脑的高级雕刻，而是随着灵感从身体中迸发出来，与其说是我写的，不如说那些文字只是经由我这个"通道"自己道出来的。道，它想表达自己，借助了我而已。

那时候，我觉得老师就像在海边捡贝壳的牛顿：他积极地思考与探索人体自然规律的大道，每有收获便开心得像孩童在海边捡到美丽贝壳一般；欣喜过后，他又极其冷静与谦逊，认为我们已有的认知在浩瀚的真理海洋面前永远是沧海一粟，微不足道。我们需要的，是不断地思考、探索，永远让认知保持更新迭代。

如今，距离我最初跟师学习已经过去7年多，我在思考中成长，老师也在这个时空坐标内完成了认知的巨大飞跃。其间，每次在中医路上有困惑时，我都会去老师那里寻求解疑，即便跟老师和其他师长进行简单的聚餐，席间也常有滋养认知的收获。

记得有一次去太原出差，顺道去看老师，跟老师侃侃而谈自己最近几年的一些收获及困惑，师生二人边吃边聊。老师循循善诱，娓娓道来，推心置腹，毫无保留地跟我分享了自己的一些感受和认知。不知不觉间，原本一顿饭的时间，我和老师竟然畅谈了近3小时，仍然意犹未尽。

得知老师近日又将有新作付梓，在出版前我主动索求了电子版一览为快，读后更觉酣畅淋漓，备受启发。有一次出差，在飞机上百无聊赖，我又打开电脑再阅读老师的新书，内心被一种感觉击中：那个在海边捡贝壳的牛顿，遇到了苏格拉底。

虽然在真实的历史长河中，牛顿与苏格拉底完全在不同时代、不同地域，但在一个热衷于思考与探索的中医人的内心世界中，有趣的灵魂可以随时相遇。

老师之所以给我苏格拉底的印象，是因为我在阅读这本书的过程中，自然而然地联想到苏格拉底的两句话：

一句是：未经省察的人生，不值一提。

我从科技和人文两个方面感受到了张老师是在秉承“未经省察的广汗法，不值一提”这样的哲学思维认知，实践中医。

2018年，老师的广汗法团队提出“科技中医广汗法”的理念，我认为这是在科学层面发展中医的重大进步。有了科技的助力，广汗法就像老虎长出了翅膀一样，它意味着这样一个开端：广汗法既要在科学之路上摸爬滚打，接受实践的检验，也会得到科学的助力，乘风破浪，直挂云帆。同时，对于张老师这种非常纯粹的中医来说，这也意味着选择了一条比较艰难的路，因为在这个过程中面临着“谁主谁客”的难题。科技是为中医的发展添砖加瓦，助力我们更好地发展中医本身，还是把中医改造得面目全非，看上去高大上实际却本真尽失？科技是发展中医新的起点还是终结点？知易行难，老师时时省察、恪守初心的品格令我在心底动容。

老师对广汗法治病大法有这样的思考：如果患者的病治好了，那是中医学的功劳，是我们的老祖宗厉害；如果疗效不好，那是我们自身的局限，我们将以更加虔诚、笃实的心态去研究学习。这让我感受到了人文之美。

一个中医，一个中医团队，秉承着这样的心态去面对患者群体，是最大程度地尊重客观真实：第一，对中医有敬畏心。在临证过程中，一得与一失都不足以让自己居功或气馁，更不应因此而全然否定或肯定，对老祖宗传下来的宝贵理论与经验永远秉持敬畏心。第二，对患者有敬畏心。患者对医生而言，是最可爱的人，医患的相遇首先要归功于患者的信任。治病疗效不好需要找原因的时候，即便知道可能是多个方面的，但首先找自己的原因，这是对患者发自内心的尊重。第三，对自己有敬畏心。认识到凡人必有局限，认知也有边界，但今日的我已不是昨日的我，每一天都在给认知扩容，这是对自己有所敬畏的表现。

另一句是：以你所能认知到的最善的方式去生活。

我读书中文字，时时刻刻感悟到张老师像苏格拉底一样虔诚地告诉自己的患者：从今以后，以你所能认知到的最“广汗法”的方式去生活。

广汗法是一种走在前沿的认知，要让群众跟上这个步伐，恐怕难以一蹴而就；广汗法是一种返璞归真的认知，虽然道是“百姓日用而不知”的存在，但也常常有道不远人、人远道的现实无奈。

尤其在当今社会，人们普遍接受“科学”这个名词，却不一定真正懂得其内涵。更多时候，其实是有些人执着于科学这个概念近乎到偏执，我把这类人称为“科学脑”。

比如，有些家长认为应该科学育儿，关于孩子的饮食，一律按照专家给出的科学方案执行，孩子每天必须吃什么、吃多少、什么时候吃都要遵照教科书式的标准，否则就会引起家长的焦虑。为此，有些家长不惜逼迫孩子吃饭、追着孩子喂饭，让孩子对吃饭这件本来是生之本能的事情产生抵触情绪，把本来是内力驱动的事情变成了外力压迫才能完成的事情，这再糟糕不过了。家长用自己的“科学脑”切断了孩子和食物的天然链接，导致孩子要么反抗食物变得瘦骨嶙峋，要么不知饥饱、来者不拒而成了“小胖墩”，走向了两个极端。最后家长们还不明所以，莫名其妙给孩子扣上“挑食”或者“太能吃”的帽子。这就是执着于科学，最后却远离道的活生生的例子。

然而，那些瘦瘦的“挑食”的孩子，和那些胖胖的“囫囵吞枣”的孩子，到了广汗法病房后，体重都在向“中”靠拢，不但家长满意，孩子自己也欢快得不行。这是为什么呢？因为广汗法尊重身体本能，尊重道法自然，尊重无为。广汗法儿童体重管理法，通过重新建立孩子和食物的天然链接，把胖孩子、瘦孩子两种看似不同原因导致的困扰，直抵本质地解决了。当然，广汗法体重管理法同样适用于每个成年人。

从今以后，以你所能认知到的最“广汗法”的方式去生活，放下头脑的执着，试着去相信身体。深深体会一下，这句话真美。

孙学达

2019年6月于北京